T. Hoek   D. Suda

Sichere Hausmittel für mein Kind

Springer

Berlin
Heidelberg
New York
Barcelona
Hongkong
London
Mailand
Paris
Tokio

T. HOEK   D. SUDA

Sichere Hausmittel für mein Kind

2. erweiterte und verbesserte Auflage

Mit 45 Abbildungen

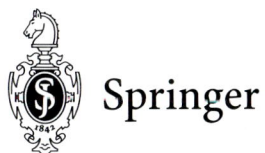

Springer

Thomas Hoek, Dr. med.
Babendiekstr. 42
22587 Hamburg

Dagmar Suda
Frahmstr. 4
22587 Hamburg

ISBN 3-540-41979-9
2. Auflage Springer-Verlag Berlin Heidelberg New York

ISBN 3-540-64444-x
1. Auflage Springer-Verlag Berlin Heidelberg New York

Die Deutsche Bibliothek – CIP-Einheitsaufnahme
Hoek, Thomas: Sichere Hausmittel für mein Kind : direkt aus der Kinderarztpraxis ; Krankheiten und Rezepte auf einen Blick ; schnell, sicher und
sanft / Thomas Hoek ; Dagmar Suda. – Berlin ; Heidelberg ; New York ;
Barcelona ; Hongkong ; London ; Mailand ; Paris ; Tokio : Springer, 2001
    1. Aufl. u.d.T.: Hoek, Thomas: Sichere Hausmittel für das kranke Kind
    ISBN 3-540-41979-9

Springer-Verlag Berlin Heidelberg New York
ein Unternehmen der BertelsmannSpringer Science+Business Media GmbH

© Springer-Verlag Berlin Heidelberg 2002
Printed in Germany

Herstellung: B. Reichenthaler, PROEDIT GmbH, 69126 Heidelberg
Umschlaggestaltung: de'blik, Berlin
Satz: Mitterweger & Partner, Plankstadt
Fotos: Anja Kelbch, Reinfeld b. Lübeck
Zeichnungen: Henning Zeuch, Paziols (Aude)
Gedruckt auf säurefreiem Papier   SPIN: 10796001   14/3130Re – 5 4 3 2 1 0

Wir danken *Corinna Hoek und den Kindern*
Anton, Katharina, Kimberly, Laurenz, Lukas,
Moritz und Sebastian
für ihr begeistertes und unermüdliches Engagement
bei der Anfertigung der Fotos

Vorwort zur 2. Auflage

Das vorliegende Buch ist bestimmt für Eltern und Großeltern, aber auch für interessierte Kinder- und Hausärzte sowie Kinderkrankenschwestern und -pfleger, Lehrer, Kindergärtner/innen und Sozialpädagogen – kurz: alle, die ganz plötzlich in die Situation geraten können, ein krankes Kind zu versorgen.

Es ist aus unserer täglichen Arbeit in einer Kinderarztpraxis entstanden und soll ein handliches und vor allem praktisches Nachschlagewerk sein mit schnellem Zugriff auf die gesuchten Fakten sowie Orientierungshilfe, frei von unnötigem Ballast. Es soll nicht die Flut bereits vorhandener Bücher über alternative Heilmethoden um ein weiteres vermehren, die – eingebettet in zumeist mehr als fragwürdige medizinische und weltanschauliche Vorstellungen – eine neue Heilslehre versprechen.

Hausmittel können – verantwortungsbewusst und korrekt angewendet – die sogenannte Schulmedizin sehr sinnvoll ergänzen. In der kinderärztlichen Praxis stellen wir aber immer wieder fest, dass das Wissen um einfache Hausmittel, über die Techniken von Wickeln, Bädern und Aufgüssen in der modernen Großstadtfamilie gering ist.

Gleichzeitig ist aber häufig eine Bereitschaft vorhanden, mit einfachen Mitteln lästige, aber harmlose Krankheitssymptome zu lindern und somit auf apothekenübliche Medikamente zu verzichten. Jährlich werden Milliardenbeträge für Medikamente ausgegeben, die sogenannte Befindlichkeitsstörungen lindern sollen, deren Wirksamkeit in kontrollierten medizinischen Studien aber nicht nachgewiesen werden konnte und damit ganz sicher nicht die erprobter Hausmittel übersteigt.

Drei Vorzüge zeichnen Hausmittel aus:

1. Man kann sofort etwas unternehmen. Die Zutaten sind in jedem Haushalt vorhanden oder unschwer zu beschaffen. So kann jederzeit ohne Verzug beim Auftreten erster Krankheitssymptome mit einer symptomlindernden Therapie begonnen werden.
2. Das kranke Kind erlebt seine Eltern als aktiven Beistand, es erfährt intensive und zugleich effektive und direkte Zuwendung.

3. Bei sachgemäßer Anwendung und unter Beachtung der Warnhinweise sind keine ernstnehmenden Nebenwirkungen zu erwarten.

Selbstverständlich sind alle in diesem Buch aufgeführten Hausmittel auch bei Erwachsenen anwendbar.

Auch einige ganz moderne Hausmittel (Fön, Tiefkühlerbsen, Staubsauger, elektrische Zahnbürste) wurden in dieses Buch aufgenommen.

Sogenannte Hausmittel dagegen, die gefährliche Risiken in sich bergen oder auf überholten Vorstellungen beruhen (z. B. Darmspülungen mit Seife, Abszessbehandlungen mit grüner Seife, Wärmflaschen für Neugeborene, Rizinus als Abführmittel sowie die Verwendung von Kampfer etc.) sind bewusst in diesem Buch nicht aufgeführt.

Neu in dieser 2. Auflage sind kurze Textblöcke und Flussdiagramme zu den wichtigsten Krankheitsbildern Fieber, Husten, Bauchschmerzen, Durchfall und Erbrechen. Sie sollen dem Leser helfen zu erkennen, wann die alleinige Anwendung von Hausmitteln unzureichend und ärztliche Hilfe in Anspruch zu nehmen ist.

Hausmittel beruhen auf dem Erfahrungsschatz einer Kultur.

Für Anregungen, Ergänzungen, Kritik und Hinweise aus der Leserschaft sind wir deshalb sehr dankbar.

Hamburg, im Oktober 2001 Dr. THOMAS HOEK
DAGMAR SUDA

Inhaltsverzeichnis

Wie benutze ich dieses Buch?

Unser Hausmittellexikon besteht aus zwei Hauptteilen:
Teil I: Krankheiten von A – Z
Teil II: Hausmittel von A – Z

Durch die alphabetische Sortierung ist das jeweils gesuchte Stichwort schnell aufgefunden.

Mein Kind ist krank – was tun?

Suchen Sie in Teil I das entsprechende Stichwort (z. B. Fieber oder Husten) auf. Sie finden hier wichtige medizinische Hinweise und gleichzeitig eine Auflistung der für diese Erkrankung geeigneten Hausmittel.

Jedes Hausmittel, das mit einem Pfeil (→) versehen ist, wird in Teil II genau erklärt. Wenn Ihr Kind mehrere Beschwerden hat (z. B. Fieber und Erbrechen), schlagen Sie unter beiden Stichworten nach, lesen die medizinischen Hinweise und machen sich dann ein Gesamtkonzept.

Wenn Sie eine gesuchte Erkrankung nicht im ersten Teil finden, schauen Sie ins Stichwortverzeichnis am Ende des Buches.

Ich weiß bereits, welches Hausmittel ich anwenden möchte

In diesem Fall benutzen Sie Teil II. Hier ist jedes einzelne Hausmittel alphabetisch sortiert aufgeführt und ähnlich wie ein Kochrezept erklärt.

Sollten Sie das gesuchte Hausmittel nicht auf Anhieb finden, dann ist es möglicherweise unter einem anderen Stichwort einsortiert.

In diesem Fall hilft Ihnen das **Stichwortverzeichnis** am Ende des Buches wieder weiter. Auf der Seite, deren Zahl im Stichwortverzeichnis **fett gedruckt** ist, finden Sie dann das entsprechende Hausmittelrezept.

Diejenigen Zutaten, die man in der Apotheke bekommt, sind mit Ⓐ gekennzeichnet.

Nebenwirkungen, Anwendungsbeschränkungen und Warnhinweise finden Sie unter **Achtung** direkt am Ende des jeweiligen Hausmittelrezeptes.

Wenn Ihr Kind allergiegefährdet ist, sollten Sie vor Einsatz eines Hausmittels sorgfältig prüfen, ob eine allergische Reaktion auf das verwendete Hausmittel auftreten könnte. Im Zweifelsfall befragen Sie bitte vorher den behandelnden Arzt!

Abkürzungsverzeichnis

Ⓐ	Apotheke
EL	Esslöffel
s.	siehe
tgl.	täglich
TL	Teelöffel
Trpf.	Tropfen
u. U.	unter Umständen

Teil I   Krankheiten   I

Abszess

Behandlung
▶ → Kompresse mit Magerquark (A)
▶ → Kompresse mit Arnikaessenz oder → Arnikaaufguss, 1 : 5 mit Wasser verdünnt
▶ → Kompresse, heiß mit Leinsamen

Abwehrschwäche

siehe → Infektanfälligkeit

Akne

Behandlung
▶ mit Hamameliswasser (A) betupfen
▶ mit Teebaumöl (A) betupfen
▶ Kompresse mit → Stiefmütterchentee
▶ → Kompresse mit Eichenrindenaufguss oder -extrakt (A)
▶ → Gesichtsmaske mit Quark

Analekzem

Behandlung
▶ → Sitzbad mit Kamille
▶ Sitzbad mit → Schachtelhalmtee
▶ Sitzbad mit → Schafgarbentee
▶ Sitzbad mit einer Mischung der o.g. Teesorten
▶ Sitzbad mit → Eichenrindenaufguss oder -extrakt (A)

Achtung
Bei Verdacht auf Pilzinfektion: keine Kamille verwenden. Bei hartnäckigem Verlauf: abklären lassen, ob die Beschwerden durch Würmer oder eine bakterielle Infektion hervorgerufen werden.

Appetitlosigkeit

Behandlung   → Kümmeltee zwischen den Mahlzeiten

Achtung
Bei langandauernder Appetitlosigkeit und gleichzeitigem Gewichtsverlust Arzt aufsuchen!

Atopische Dermatitis

Behandlung   Eine im Kindesalter recht häufige, von verschiedenen Faktoren beeinflusste entzündliche Hauterkrankung, deren Behandlung in die Hand erfahrener Kinder- und Hautärzte gehört. Hier einige Tipps zur Vermeidung akuter Verschlechterung und zur Behandlung im akuten Schub:

Allgemeine
Hinweise
▶ Meidung von Süßigkeiten, Farb- und Konservierungsstoffen
▶ Meidung von zu viel Fruchtsäure (auch Tomaten)
▶ Meidung von parfümierten Cremes, Lotionen und Badezusätzen
▶ Möglichst nur Baumwolle oder Seide auf der Haut, keine Synthetik oder Mischfaser, keine Wolle! (deshalb aufs geliebte Lammfell immer ein Moltontuch legen)
▶ Schwitzen vermeiden
▶ möglichst wenig kratzen (Verstärkung des Juckreizes)
▶ Fingernägel kurz halten (Gefahr der bakteriellen Infektion)
▶ mildes, sonniges Meeresklima hat meist einen günstigen Einfluss
▶ Haut nicht zu stark fetten (verhindert die Flüssigkeitsaufnahme)

Behandlung   *Nässende juckende Hautstellen:*
▶ → kühle Kompressen mit Eichenrindenaufguss
▶ → Kompressen mit Hamameliswasser **A**
▶ → Kompressen mit Kamillentee
▶ → Teekompressen

Ganzkörperbehandlung:
▶ Vollbad in gelöstem Meersalz **A** (nicht bei offenen oder nässenden Hautstellen)
▶ Vollbad mit Eichenrindenaufguss

Allgemein:
Entspannungsübungen (Yoga, autogenes Training, progressive Muskelrelaxation) haben oft großen Erfolg!

Bauchschmerzen

Bauchschmerzen können bei sehr unterschiedlichen Erkrankungen auftreten.

Hausmittel kann man dann anwenden, wenn die Bauchschmerzen nur leicht sind oder aber, wenn eine klar zu erkennende und prinzipiell harmlose Ursache (Blähungen, Darmkrämpfe bei Magen-Darmgrippe, Verstopfung) vorliegt.

Behandlung
▶ hilfreiche Tees: → Kamillentee, → Kümmeltee, → Pfefferminztee, → Fencheltee, → Schafgarbentee, → Melissentee, → Vier-Winde-Tee, → Blähungstee
▶ → Bauchkompresse, feucht-warm mit Kamillen- oder Schafgarbentee
▶ bei immer wieder auftretenden leichten Bauchschmerzen: 1 – 3 × tgl. 1 TL Leinsamen in Joghurt oder Apfelmus
▶ und 1 × tgl. 1 Trpf. Pfefferminzöl **A** in warmes Wasser geben und trinken
▶ Massage mit Kümmelöl (im Uhrzeigersinn)
▶ → Kirschkernkissen

Achtung
Ständig wiederkehrende Bauchschmerzen müssen beim Arzt abgeklärt werden.

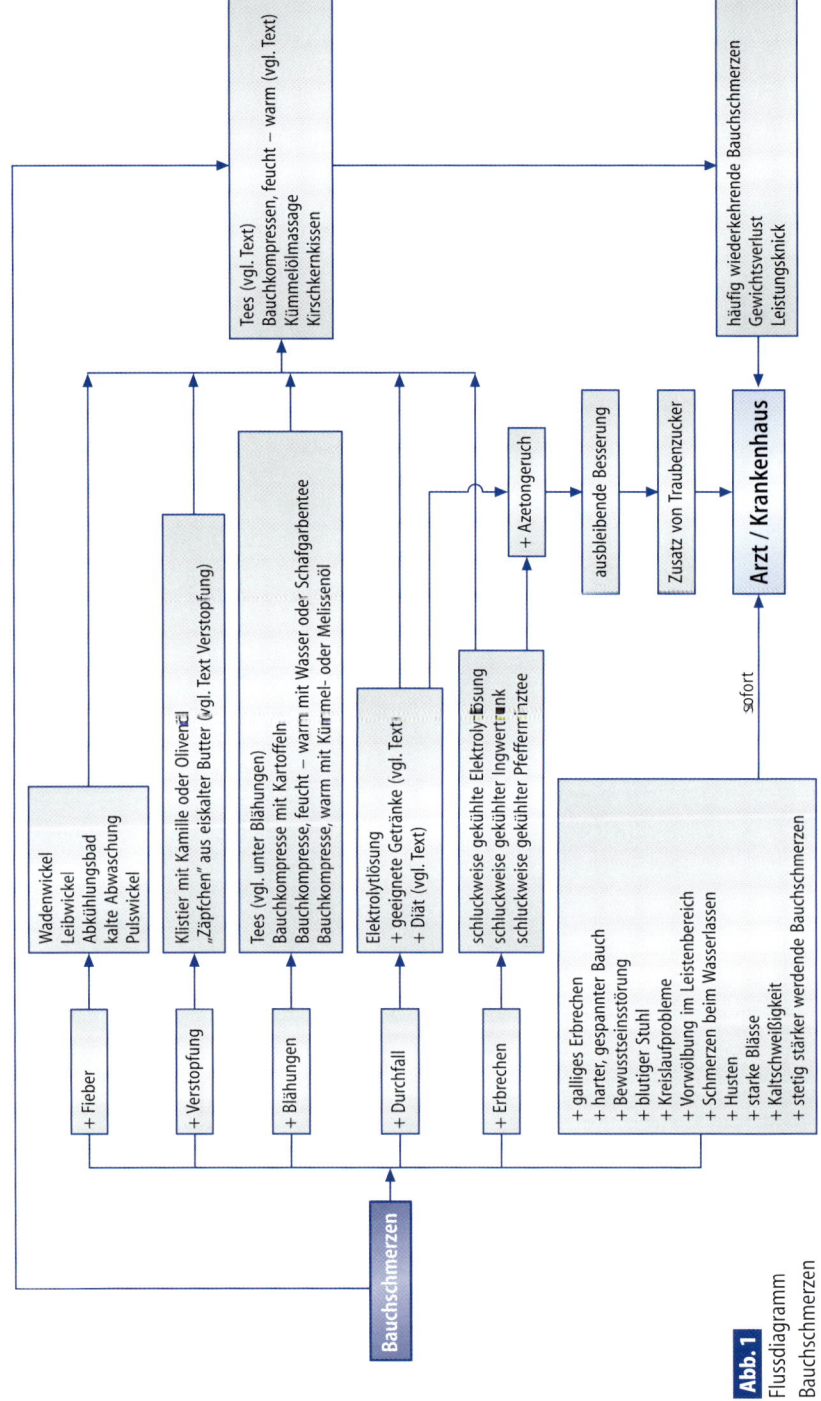

Abb. 1
Flussdiagramm
Bauchschmerzen

Bindehautentzündung

Behandlung Kompresse mit → Augentrostaufguss

Achtung
Bei häufig auftretender Bindehautentzündung nach allergischen Ursachen forschen!

Blähungen

Bei fast allen Neugeborenen steigert sich die tägliche Schreizeit bis zum Alter von 6 Wochen und nimmt am Ende des dritten Monats wieder ab. Die Gründe für das Schreien sind vielfältig. Die häufig angeschuldigten Blähungen entstehen meist erst durch vermehrtes Schlucken von Luft beim Schreien.

Mögliche Gründe für das Schreien sind Hunger, Müdigkeit, Langeweile, Überreizung, angespannte Atmosphäre, Lärm, der Wunsch nach Körperkontakt, nasse Windel, unbequeme Kleidung, Schwitzen, Frieren, fremde Umgebung, fremde Betreuungsperson, Schmerzen, Krankheit, gestresste oder übermüdete Betreuungsperson. Diese Gründe sollten zunächst in Ruhe und Gelassenheit ausgeschlossen und gegebenenfalls behoben werden.

Niemals Essen (Stillen, Fütterung) als **Beruhigungsmittel** einsetzen! Es besteht die Gefahr der Überfütterung und erneuter Schreiattacken wegen Völlegefühl und Übelkeit.

Überlegen Sie sich ein bis zwei Beruhigungsstrategien (nicht mehr!), die Sie immer wieder anwenden (z. B. im Arm oder in der Hängematte sanft schaukeln, dabei ein Lied summen).

Auf keinen Fall überstimulieren! Zum Beispiel können Rasseln und Herumgehopse ein Baby, das einen knallroten wunden Po hat, nicht trösten.

Wenn das Kind wach und munter ist, sollte man sich spielerisch mit ihm beschäftigen und es durchaus am Geschehen teilhaben lassen, z. B. im Fliegergriff auf dem Arm (Abb. 2) und nicht erst, wenn es bereits müde und quengelig ist.

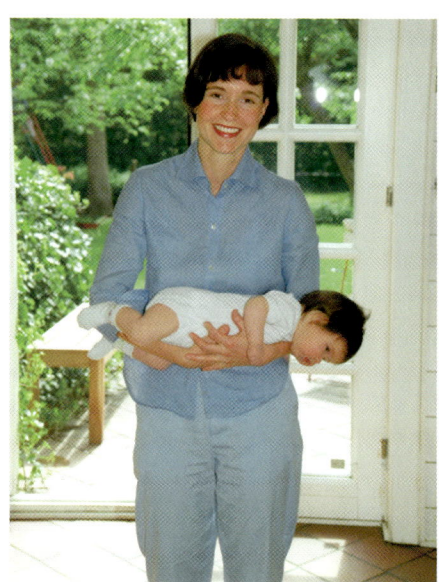

Abb. 2
Fliegergriff

Der Tagesablauf sollte möglichst klar strukturiert sein und für das Baby wiederzuerkennende Rituale enthalten (betrifft Mahlzeiten, Spazierengehen, Schlafenszeiten usw.). Überreizung aller Art (zuviel Besuch, lange Einkaufsunternehmungen, ständige Radio- oder Fernsehberieselung) sollte ebenso wie stickige, verqualmte Luft vermieden werden.

Feste Ruhezeiten für die Mutter sollten miteingeplant werden.

Vorbeugung
▸ bei hastigen Trinkern während der Mahlzeit mehrere Pausen zum Aufstoßen machen
▸ nach dem Trinken geschluckte Luft gut ausklopfen, dazu das Baby mit dem Bauch auf die Schulter oder den Oberschenkel legen

Behandlung
▸ Fliegergriff (s. Abb. 2)
▸ Haushaltsgeräusche wie ein laufender Staubsauger oder ein Fön wirken häufig ausgesprochen beruhigend.
Sehr hilfreich sind auch Vibrationen: kreisende Bewegungen auf dem Bauch mit einer in ein Tuch gewickelten elektrischen Zahnbürste, Spaziergänge mit dem Kinderwagen über Kopfsteinpflaster und Autofahrten beseitigen die Blähungen oft prompt.

▸ Bauch und Fußsohlen einreiben mit Kümmelöl (A), Melissenöl 10 % (A) oder Windsalbe (A) (Bauchmassage im Uhrzeigersinn)

▸ *hilfreiche Tees:* → Anistee, → Fencheltee, → Kümmeltee, → Kamillentee, → Schafgarbentee, → Windtee, → Vier-Winde-Tee (für ältere Kinder)

▸ bei gestillten Kindern vor dem Trinken 2 TL der entsprechenden Tees geben

▸ bei Flaschennahrung einige EL Tee hinzufügen

▸ → Bauchkompresse, warm mit Kümmelöl (A) oder Melissenöl (A)

▸ → Bauchkompresse, feucht-warm mit Wasser oder Schafgarbentee

▸ → Bauchkompresse mit Kartoffeln

Achtung

Bei anhaltendem Schreien immer den Kinderarzt aufsuchen, um körperliche Ursachen rechtzeitig zu erkennen. Bei fortwährendem Schreien ohne körperliche Ursache sollten Sie fachkundige Hilfe in Anspruch nehmen (Schreiambulanz – Adressen beim Kinderarzt).

Blasenentzündung/Harnwegsinfekt

Vorbeugung

▸ regelmäßige Reinigung des Intimbereichs (es ist ein weit verbreiteter Irrtum, dass dieser sich bei Kindern „von selbst" reinige)

▸ Waschlappen häufig wechseln

▸ keine Synthetikunterwäsche

▸ Unterkühlung vermeiden (kalte und feuchte Sandkisten, nasse Badebekleidung, kalte Steinfliesen, zu ausgiebiger Hallenbadbesuch)

▸ Mädchen sollten unbedingt lernen, sich den Po richtig zu putzen (von vorne nach hinten)

Behandlung

▸ grundsätzlich Unterleib warm halten

▸ hilfreiche Tees: → Schachtelhalmtee, → Bärentraubenblättertee, → Brennnesseltee, → Nieren- und Blasentee

▸ sehr viel trinken lassen, auch wenn Ihr Kind eigentlich keinen Durst hat (Mineralwasser, Tees)

▶ heftiges Brennen beim Wasserlassen: warmes → Sitzbad mit Kamille, Wärmflasche oder → Kirschkernkissen zwischen die Beine, Wasserlassen im warmen Sitzbad.

▶ → Natronwasser trinken

▶ → Blasenkompresse mit Eukalyptusöl A

▶ oft ist eine antibiotische Behandlung erforderlich

Achtung

Bei immer wiederkehrenden Blasenentzündungen muss eine körperliche Ursache (Harntransportstörung) unbedingt ausgeschlossen werden!

Bluterguss

siehe → Prellung/Verstauchung

Bronchitis

siehe → Husten

Brustdrüsenentzündung

siehe → Milchstau

Brustwarzenentzündung (bei stillender Mutter)

Vorbeugung
▶ keine Seife zur Reinigung verwenden!

▶ kein Vollbad nehmen (Infektionsgefahr durch Wochenfluss)

▶ höchstens 15 min pro Brust stillen, kein „Dauernuckeln"

▶ hat das Baby Mundsoor? Gegebenenfalls beim Kinderarzt untersuchen und behandeln lassen

Behandlung
▶ nach dem Stillen Brust an der Luft trocknen lassen, eventuell fönen
▶ kein Bügel-BH, zu Hause kein BH
▶ → Kompresse mit Magerquark (nicht bei Allergiegefährdung)
▶ → Kompresse mit Eichenrindenaufguss

Dreimonatskoliken

siehe → Blähungen

Durchfall

Akute Durchfallerkrankungen – oft eingeleitet durch ein- bis zweitägiges Erbrechen – entstehen durch bakterielle oder virale Infektionen der Magen- und Darmschleimhaut. Je flüssiger und je häufiger der Stuhl und je jünger das Kind, desto größer ist die Bedrohung durch Flüssigkeits- und Elektrolytverluste. Diese Phase gilt es zu überbrücken, um das Kind vor der gefährlichen Austrocknung und Stoffwechselentgleisung sowie deren Folgen (Bewusstseinsstörung, Krampfanfälle, Herz-Kreislaufschock) zu bewahren.

Der Durchfall endet mit dem Ende der Infektion ganz von selbst. Chronischer Durchfall dagegen sollte immer sorgfältig abgeklärt werden.

Behandlung
Gestillte Säuglinge sollten unbedingt weiter gestillt werden, zusätzlich können apothekenübliche Elektrolytlösungen erforderlich sein.

In der ersten Phase der Behandlung geht es nur um den Ausgleich von Wasser und Salzen. Ihr Kind sollte jetzt reichlich Flüssigkeit – insbesondere in Form von → Elektrolytlösung (vom Arzt verordnet oder im Notfall selbst hergestellt) zu sich nehmen. Geben Sie Ihrem Kind alle 5–10 Minuten eine kleine Menge dieser Lösung. Am besten geht dies löffelweise oder Sie flößen die Lösung mit einer kleinen Plastikspritze – gibt es in der Apotheke zu kaufen – seitlich in den Mund-

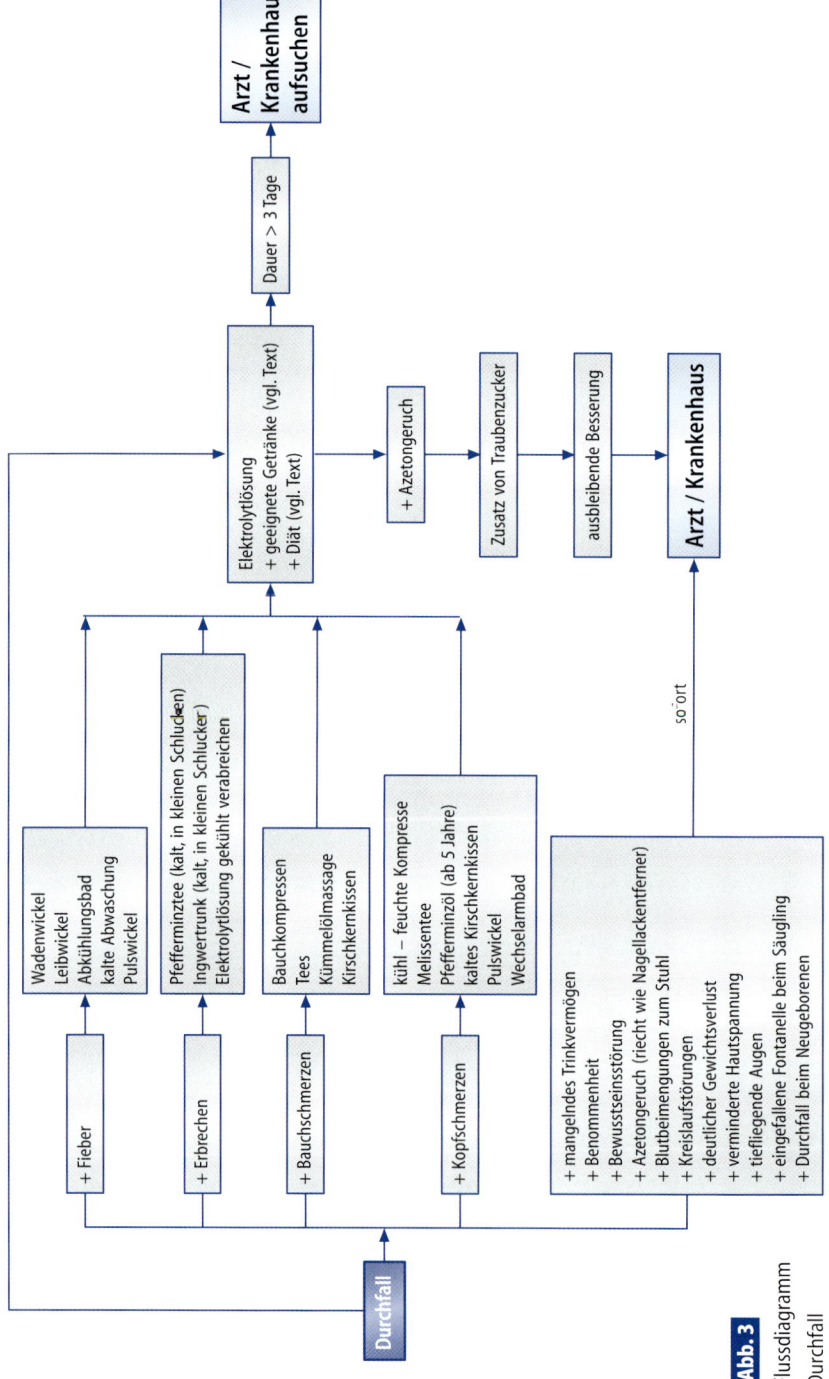

Abb. 3
Flussdiagramm
Durchfall

winkel ein. Bei zusätzlicher Übelkeit sollte die Lösung vorher im Kühlschrank gekühlt werden. Sie haben dann deutlich größere Chancen, dass sie nicht wieder erbrochen wird! Essen hingegen braucht Ihr Kind jetzt nicht, meistens ist ihm übel, und wenn Sie es zu sehr bedrängen, führt dies nur zur Totalverweigerung.

▶ → Elektrolytlösung
▶ → Karottensuppe
▶ → Reisschleim
▶ hilfreiche Tees: Schwarzer Tee, → Brombeerblättertee, → Heidelbeertee, → Pfefferminztee, → Fencheltee
▶ Heidelbeersaft
▶ bei krampfhaften Bauchschmerzen ohne Fieber: → Bauchkompresse, feucht-warm oder → Bauchkompresse mit Kartoffeln

Geeignete Getränke

Für nicht gestillte Säuglinge: verdünnte Säuglingsmilch, → Karottensuppe, Tee, → Reisschleim.

Für ältere Kinder: stilles Mineralwasser, Cola (Kohlensäure herausrühren), Karottensaft, → Karottensuppe, Tee, Wasserkakao, Heidelbeersaft, sog. Iso-(Sportler-) Drinks, auch verdünnte Milch (z.B. mit Elektrolytlösung verdünnt).

Ungeeignete Getränke

kohlensäurehaltige Getränke, Fruchtsäfte, fettreiche Milch (Fettgehalt höher als 1,5 %).

Geeignete Kost

Zwieback, Salzstangen, Knäckebrot, getoastetes Brot, Karotten-, Bananen-, Apfelbrei (frisch gerieben), Kartoffelmus (mit fettarmer Milch, ohne Butter), mit Wasser zubereitetes Gemüse, püriertes fettarmes Fleisch oder Fisch, Magerquark, Magerjoghurt, weichgekochter Reis, weichgekochte Nudeln (in Brühe). Rührei mit fettarmer Milch oder Wasser zubereitet.

Ungeeignete Kost

Stark gewürzte und fetthaltige Speisen (z.B. Pfannkuchen, Wurst), Zitrusfrüchte, Süßigkeiten, Hülsenfrüchte, frisches weiches Brot.

Achtung

Je kleiner das Kind, je höher das Fieber und je schlechter das Trinkverhalten, desto eher zum Arzt! Chronischen Durchfall (Dauer > 3 Wochen) beim Arzt abklären lassen!

Ekzem, nässendes (z. B. Wangenekzem)

Behandlung
▶ feucht-kühle → Kompresse mit Eichenrindenaufguss oder -extrakt Ⓐ
▶ feucht-kühle Kompresse mit → Stiefmütterchentee
▶ → Teekompressen

Erbrechen

s. auch → Bauchschmerzen, → Durchfall, → Reisekrankheit, → Übelkeit

Erbrechen ist ein Symptom! Vor dem alleinigen Einsatz von Hausmitteln muss entschieden werden, ob ernste Ursachen zu Grunde liegen könnten (vgl. Abb. 4a + 4b).

Behandlung
▶ → Pfefferminztee (kalt, in kleinen Schlucken)
▶ → Ingwertrunk (kalt, in kleinen Schlucken)
▶ → Elektrolytlösung (gekühlt verabreichen)
▶ → Anistee
▶ → Kümmeltee

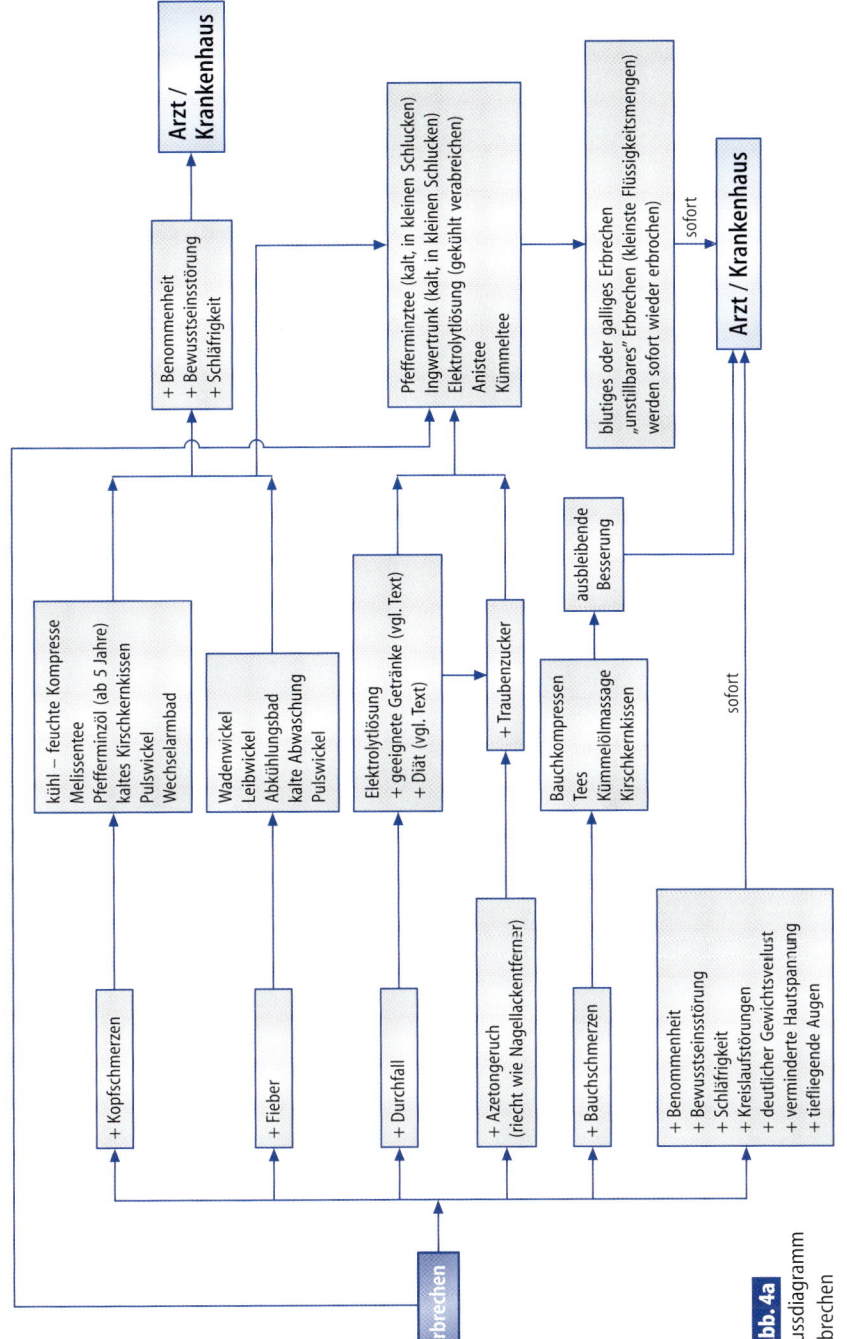

Abb. 4a
Flussdiagramm
Erbrechen

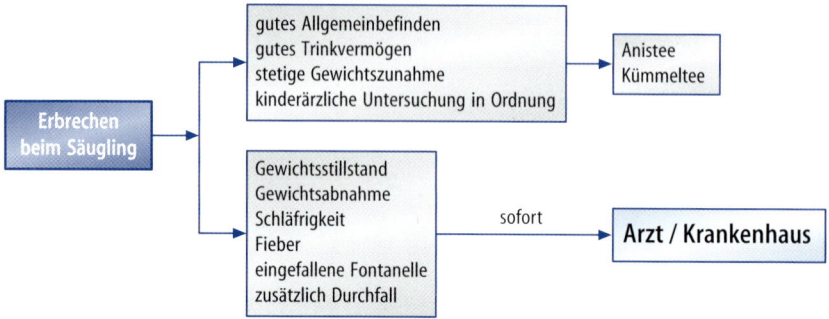

Abb. 4b Flussdiagramm Erbrechen beim Säugling

Erkältung

s. auch → Halsschmerzen, → Nasennebenhöhlenentzündung, → Husten

Behandlung

Bei ersten Anzeichen:

▶ → ansteigendes Fußbad,
▶ → ansteigendes Unterarmbad,
▶ → Überwärmungsbad
▶ heißer → Zitronentrunk
▶ heißer → Holunderbeersaft
▶ heißer → Holunderblütentee
▶ heißer → Lindenblütentee
▶ → Apfelessigtrunk

Bei verstopfter Nase:

▶ → Kochsalz-Nasentropfen, eventuell 1 Spritzer Calendula-Essenz Ⓐ zugeben
▶ → Kompresse mit Zitronenscheiben
▶ → Majoranbutter

Zum Schleimlösen:

▶ → Ingwertrunk
▶ → Zwiebelsaft mit Kandis
▶ → Zwiebelsirup
▶ → Rettich-Honig
▶ → Brustkompresse mit Lavendelöl
▶ → Dampfinhalation mit Kamillentee
▶ → Kompresse mit Senfmehl

Bei Gliederschmerzen:
▶ → Vollbad mit Thymianaufguss
▶ → Vollbad mit Thymianöl A

Fieber

Die Normaltemperatur des Menschen liegt zwischen 36,5° und 37,5° Celsius. Ab 38° spricht man von Fieber, ab 39° von hohem Fieber.

Die Höhe des Fiebers ist aber nicht gleichbedeutend mit der Schwere der Erkrankung!

Fieber ist eine Begleiterscheinung der verschiedensten Krankheiten.

Wichtig ist also immer als Erstes, zu klären, weshalb Ihr Kind fiebert.

Wenn die Ursache des Fiebers unklar ist und der Allgemeinzustand Ihres Kindes deutlich beeinträchtigt ist, sollten Sie zunächst den Arzt aufsuchen.

Dasselbe gilt für zusätzliche Bewusstseinstörungen.

Fieber hilft dem Körper bei der Bekämpfung von Bakterien und Viren, indem es alle Stoffwechselvorgänge beschleunigt und körpereigene Abwehrstoffe freisetzt. Auch hat die Erhöhung der Temperatur im Körper eine keimabtötende Wirkung.

Gleichzeitig ist Fieber aber auch sehr kräftezehrend und erhöht den Flüssigkeitsverbrauch sehr stark.

Sie müssen also im Einzelfall – ggfs. in Absprache mit dem Arzt – sehr sorgfältig abwägen, ob und wann es sinnvoll ist das Fieber zu senken.

Allgemein gilt:
Je kleiner das Kind und je schlechter es trinkt, desto eher sollte das Fieber gesenkt werden!

Behandlung Fieber kostet Kraft. Deshalb sollte ausreichend Energie in Form von leichter Kost (z. B. Obst, Joghurt, Gemüsebrühe mit Reis, getoastetes Brot) zugeführt werden. Gestillte Säuglin-

ge sollten unbedingt weiter gestillt werden. Beliebte Nahrungsmittel wie Kakao, Schokokekse, Würstchen und Pfannkuchen
führen bei Fieber oft zum Erbrechen.

Geeignete Getränke

Mineralwasser, stark verdünnte Fruchtsäfte, Kräutertees.

Kinder, die bei Fieber zu Erbrechen neigen, sollten reichlich
leicht gesüßten Kräutertee bekommen. Leichte Kleidung
(nur Unterwäsche) und eine leichte Decke (z. B. ein Badehandtuch) verhindern zusätzliche Überwärmung.

Ein fieberndes Kind sollte sich möglichst ruhig verhalten, damit ausreichend Körperkräfte zur Bekämpfung der Krankheit
zur Verfügung stehen. Auch wenn Ihr Kind sehr quengelig ist,
sollten Sie nicht alles gestatten, sondern das Kind von unver-
nünftigem Verhalten abhalten. Besondere Zuwendung ist ja
trotzdem möglich.

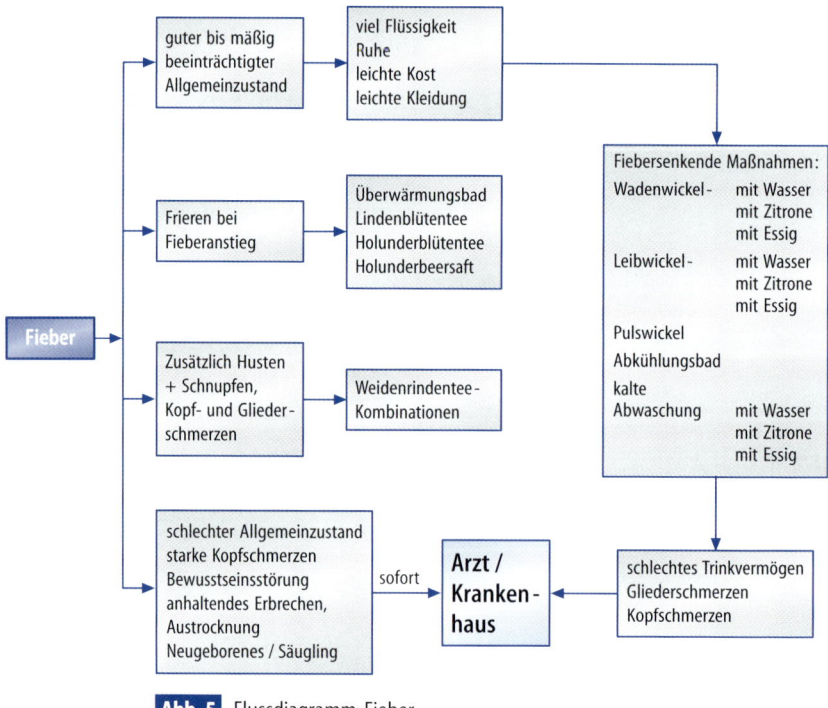

Abb. 5 Flussdiagramm Fieber

▸ *im Winter:* Bettdecke für einige Minuten zum Durchkühlen nach draußen hängen (nicht, wenn der Patient friert)
▸ → Wadenwickel mit Wasser, Zitrone oder Essig
▸ → Leibwickel
▸ → Pulswickel
▸ → Abwaschung mit kaltem Wasser, Zitrone oder Essig
▸ *bei beginnendem grippalen Infekt:* → Überwärmungsbad
▸ *bei sehr hohem Fieber:* → Abkühlungsbad
▸ *Frieren bei Fieberanstieg:* → Lindenblütentee, → Holunderblütentee, → Holunderbeersaft
▸ bei fieberhaftem Infekt mit Husten und Schnupfen, Kopf- und Gliederschmerzen: → Weidenrindentee-Kombination

Achtung

Fieber ist keine Krankheit, sondern eine Begleiterscheinung! Die Ursache des Fiebers sollte möglichst bald vom Arzt beurteilt und gegebenenfalls gezielt behandelt werden. Bei Bewusstseinsstörung immer zum Arzt!

Frostbeulen

Behandlung

▸ *Hände/Füße:* Bad mit → Eichenrindenaufguss oder -extrakt (A)
Bad in stark konzentriertem, warmem → Selleriekochwasser
▸ *Gesicht und alle anderen Körperstellen:* → Zwiebelsaft mit Salz auftragen

Furunkel

siehe → Abszess

■ **Fußpilz**

Behandlung
- ▶ befallene Stellen 2 × tgl. mit unverdünntem Apfelessig (Obstessig) betupfen
- ▶ mit Teebaumöl A betupfen
- ▶ → Fußbad mit Salbeitee
- ▶ → Fußbad mit Eichenrindenaufguss oder -extrakt A
- ▶ außerdem: nur Baumwollsocken tragen (auskochen)
- ▶ keine Turnschuhe, Gummistiefel, Moonboots usw. tragen
- ▶ im Schwimmbad immer Badeschuhe benutzen

■ **Gelenkschmerzen**

Behandlung
- ▶ → Kirschkernkissen, kalt
- ▶ → Kohlwickel

Achtung
Bei häufig wiederkehrenden Gelenkschmerzen Arzt aufsuchen!

■ **Gereizte Augen**

siehe → Bindehautentzündung

■ **Grippaler Infekt**

siehe → Erkältung, → Fieber, → Nasennebenhöhlenentzündung, → Halsschmerzen

■■■■■ Halsschmerzen/Heiserkeit

Behandlung
▶ → Gurgellösungen mit Zitrone, Apfelessig (Obstessig) oder Salz

▶ Gurgeln mit → Eibischwurzeltee, → Kamillentee, → Salbei-tee

▶ *bei ersten Anzeichen:* → ansteigendes Fußbad, → ansteigendes Unterarmbad, → Überwärmungsbad

▶ → Halswickel, kalt mit Wasser oder Zitronensaft

▶ → Halswickel mit Zitronenscheiben

▶ → Halswickel, heiß mit Zitrone

▶ → Halswickel mit Magerquark

▶ → Halswickel mit Kartoffeln

▶ → Halswickel mit Eukalyptuspaste A

▶ → Halswickel mit Archangelica-Salbe A

▶ → Honigmilch

▶ → Rettich-Honig

■■■■■ Herpes (Lippenherpes)

Behandlung
▶ beim ersten Kribbeln Mehl (Haushaltsweizenmehl) auf befallene Stelle auftragen

▶ Vitamin-C-Pulver A mit Wasser zu einem dicken Brei verrühren, damit betupfen

▶ mit Apfelessig oder Teebaumöl A betupfen

▶ Betupfen mit Myrrhentinktur A

■■■■■ Husten

Husten ist eine häufige Begleiterscheinung bei Erkältungskrankheiten und lässt sich hervorragend mit Hausmitteln behandeln. Häufig sind diese – richtig angewandt – den käuflichen Hustenmitteln sogar deutlich überlegen.

Doch hinter einem „harmlosen" Husten können sich auch ernsthafte Erkrankungen verbergen, die man rechtzeitig erkennen und gezielt behandeln sollte (z. B. Lungenentzündung, Asthma, Allergie, TBC, Fremdkörper in den Bronchien, Herzfehler, Lungentumor, Lungenfehlbildung usw.).

Deshalb gilt:

Achtung

▶ Bei Husten und Atemnot (schnelle, angestrengte Atmung, Hauteinziehung zwischen den Rippen und am Hals beim Atmen),
▶ bei hörbaren Atemgeräuschen,
▶ bei Blauverfärbung der Lippen/des Gesichts,
▶ bei hohem Fieber,
▶ bei *Bewusstseinsstörung:* sofort zum Arzt – gegebenenfalls mit dem Notarztwagen ins Krankenhaus!

Jeder Husten, der länger als zwei Wochen anhält, muss ärztlich abgeklärt werden. Dasselbe gilt für ständig wiederkehrenden Husten.

Behandlung

▶ *bei lästigem Reizhusten:* → Honigmilch mit/ohne Butter
▶ → Zwiebelsirup
▶ → Zwiebelsaft mit Kandis
▶ *hilfreiche Tees:* → Anistee, → Eibischwurzeltee, → Fencheltee, → Thymiantee, → Hustentee-Mischung
▶ → Vollbad mit Thymianaufguss oder → Vollbad mit Thymianöl Ⓐ
▶ → Dampfinhalation mit Kamille Ⓐ
▶ → Brustkompresse mit Lavendelöl Ⓐ, Eukalyptusöl Ⓐ oder Latschenkiefernöl Ⓐ
▶ → Brustkompresse mit Kartoffeln
▶ → Brustwickel mit Magerquark
▶ → Brustwickel, heiß-feucht mit Zitrone, Wasser oder ätherischen Ölen (Lavendel, Eukalyptus, Latschenkiefer)
▶ *bei Husten mit hohem Fieber:* → Brustwickel, kühl-feucht mit Wasser, Zitrone oder Obstessig
▶ → Rettich-Honig

Infektanfälligkeit

Behandlung

▶ täglich 1 Esslöffel Sanddornsaft
▶ täglich wechselwarm duschen
▶ täglich einen heißen → Zitronentrunk
▶ täglich → ansteigendes Fußbad
▶ täglich → Apfelessigtrunk

Infekterbrechen

siehe → Erbrechen

Insektenstiche

Vorbeugung
▸ gedeckte Kleidung tragen (Insekten werden durch „blumen-
artige" helle Farben und Muster angelockt)
▸ nicht barfuß laufen (besonders nicht in der Wespenzeit im
Spätsommer)
▸ keine parfümierten Körperpflegemittel verwenden
▸ möglichst nicht im Freien essen oder trinken; besonders gefährlich sind Getränkedosen und Becher, bei denen man
nicht sieht, ob eine Wespe hineingekrochen ist
▸ Insektennetz vor dem Fenster oder über dem Bett bzw. Kinderwagen anbringen
▸ freie Hautstellen mit Apfel- oder Obstessig einreiben
▸ mit Nelken gespickte Zitronenhälften aufstellen

Behandlung
▸ sofort ein Stück Zwiebel mit einem Pflaster darüberkleben
▸ eine Aspirintablette zerstoßen, mit Wasser zu einem dicken
Brei vermischen, auf den Stich streichen
▸ kühle → Kompresse mit Arnikaessenz [A] oder → Arnikaaufguss
▸ Kompresse mit unverdünntem Zitronensaft oder Apfelessig
(Obstessig)
▸ unterwegs: frisch gepflückte Huflattichblätter (Abb. 6) oder
Spitzwegerichblätter (Abb. 7) zwischen den Fingern reiben
und etwas quetschen, über dem Stich befestigen
▸ mit Teebaumöl [A] betupfen
▸ → Kohlwickel
▸ → Zwiebelpresssaft

Notfälle durch Insektenstiche
Allergischer Schock (Schwindel, Benommenheit, Unruhe,
Blässe, Atemnot, kalter Schweiß, Bewusstseinsstörung.

Achtung
Sofort Notarztwagen rufen!

Stich in den Mund oder Rachen:
Bis der Arzt eintrifft, Eiswürfel lutschen lassen und Hals von außen kühlen.

Achtung

Bei Atemstillstand: **Mund zu Mund-Beatmung**

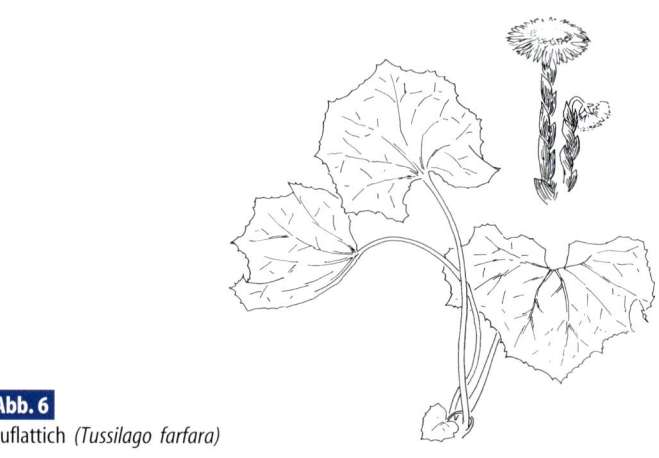

Abb. 6

Huflattich *(Tussilago farfara)*

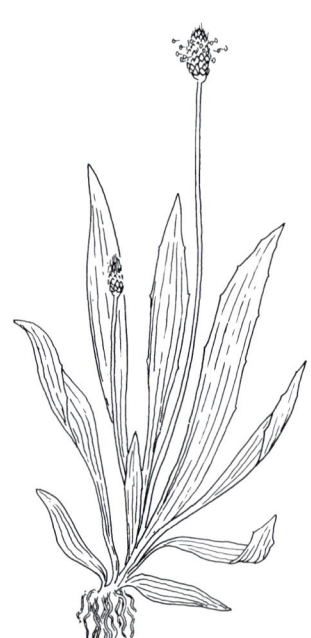

Abb. 7

Spitzwegerich *(Plantago lanceolata)*

Kopfschmerzen

Vorbeugung Sehr häufig ist Flüssigkeitsmangel die Ursache. Lassen Sie Ihr Kind regelmäßig etwas Wasser trinken.

Behandlung
▶ *bei Fieber:* Fieber senken durch → Wadenwickel oder → Leibwickel (s. → Fieber)
▶ Kind in einem abgedunkelten, kühlen Raum hinlegen
▶ kühl-feuchte Kompresse auf die Stirn
▶ schluckweise → Melissentee
▶ *bei Kindern ab 5 Jahren:* Pfefferminzöl Ⓐ auf Stirn und Nacken reiben (*Vorsicht:* nicht in die Augen!)
Nur verdünnt anwenden und nicht bei Neurodermitis oder anderweitig entzündeter Haut! Gehört nicht in die Hände von Kleinkindern (hoher Mentholgehalt: kann konzentriert Verätzungen verursachen und zu Bronchospasmen führen)
▶ Pulswickel
▶ → Wechselarmbad
▶ kaltes → Kirschkernkissen

Achtung
Bei anhaltenden oder stetig stärker werdenden Kopfschmerzen sowie bei Begleiterscheinungen wie Erbrechen, Sehstörungen (Doppelbilder) und Schwindelgefühl unverzüglich Arzt aufsuchen!

Kopfschuppen

Behandlung vor dem Waschen Kopfhaut mit Apfelessig einreiben, einige Zeit einwirken lassen

Kreislaufschwäche

Behandlung
▶ wechselwarm duschen
▶ → Unterarmbad, ansteigendes
▶ → Fußbad, ansteigendes
▶ → Pulswickel

▶ → Wechselarmbad
▶ → Elektrolytlösung (bei Kreislaufproblemen durch Hitze, Durchfall, Erbrechen)

Kreislaufstörungen

Behandlung ▶ → Wechselarmbad
▶ → Pulswickel

Lippenherpes

siehe → Herpes

Magen-Darm-Grippe

siehe → Durchfall/Erbrechen

Milchschorf

Behandlung ▶ behaarten Kopf mit Olivenöl oder Weizenkeimöl einreiben, etwas einziehen lassen, dann Schorf mit der Kante einer Post- oder Kreditkarte entfernen
▶ die Schuppen mit → Stiefmütterchentee aufweichen und vorsichtig entfernen
▶ Kamillenblütentinktur **[A]**, 1 : 4 mit Wasser verdünnt

Milchstau

Behandlung ▶ → Kompresse mit Eichenrindenaufguss
▶ → Kompresse mit Magerquark (nicht bei Allergiegefährdung)
▶ kühlen mit einem Beutel Tiefkühlerbsen: passt sich der Form der Brust sehr gut an und ist immer wieder verwendbar (dann aber nicht mehr zum Verzehr geeignet)
▶ kaltes → Kirschkernkissen

▸ das Kind an der verhärteten Brust trinken lassen, gleichzeitig die verhärtete Stelle vom Körper weg mit der flachen Hand ausstreichen.

Mundfäule

Behandlung
▸ mit Myrrhentinktur [A] betupfen
▸ mit → Kamillentee oder verdünntem Kamillenextrakt [A] betupfen
▸ spülen mit → Salbeitee, → Eibischwurzeltee

Mundsoor

Behandlung   befallene Stellen mit Myrrhentinktur [A] betupfen

Mundwinkel, eingerissene

Behandlung
▸ mit Myrrhentinktur [A] betupfen
▸ mit Nelkenöl [A] betupfen

Muskelverspannungen

Behandlung
▸ → Kirschkernkissen, warm
▸ → Kompresse mit Magerquark
▸ → Kompresse, heiß mit Leinsamen

Nagelbettentzündung

Behandlung
▸ Calendula-Salbe [A]
▸ → Kompresse, heiß mit Leinsamen
▸ → Kompresse mit Arnikaessenz

Nasenbluten

Behandlung
▸ aufrecht sitzen, Mund offen halten, betreffende Nasenmuschel fest mit dem Zeigefinger gegen die Nasenscheidewand pressen (ca. 15 min)
▸ kalte Kompresse in den Nacken legen
▸ → Hirtentäschelkraut-Aufguss hochschnupfen oder in die Nase einträufeln

Achtung
Bei unstillbarem oder häufig auftretendem Nasenbluten Arzt aufsuchen, Blutdruck und Blutgerinnung überprüfen lassen.

Nasennebenhöhlenentzündung

Eine Nasennebenhöhlenentzündung entsteht häufig als Folge einer normalen Erkältung. Durch Druckgefühl und Kopfschmerzen kann sie den Betroffenen sehr plagen. Frühzeitig angewendete Hausmittel könne häufig eine antibiotische Behandlung vermeiden.

Vorbeugung
Rechtzeitig abschwellende Nasentropfen (z. B.→ Kochsalz-Nasentropfen) verwenden.

Richtiges Ausschnauben: nur ein Nasenloch ausschnauben, das andere durch Druck des Nasenflügels gegen die Nasenscheidewand zuhalten und nur vorsichtig schnauben.
Ausreichend Flüssigkeit trinken.

Behandlung
▸ *allgemein:* Räume häufig lüften, Raumluft befeuchten, nicht in die Sonne gehen
▸ → Kochsalz-Nasentropfen
▸ → Apfelessigtrunk
▸ → Ingwertrunk
▸ → Dampfinhalation mit Kamillentee oder Apfelessig (dabei einen Becher heiße Gemüse- oder Hühnerbrühe trinken)
▸ → Fußbad, ansteigendes
▸ → Unterarmbad, ansteigendes
▸ → Fußbad mit Senfmehl
▸ → Kompresse mit Senfmehl (unter den Fußsohlen)
▸ → Kompresse mit Meerrettich (auf Jochbeine)

Achtung
Bei hohem Fieber und starkem Krankheitsgefühl Arzt aufsuchen, manchmal muss antibiotisch behandelt werden.

Neurodermitis

siehe → atopische Dermatitis

Ohrenschmerzen

Ohrenschmerzen treten meist sehr plötzlich auf und können
schnell unerträgliche Ausmaße annehmen.

Häufig ist lediglich ein virusbedingter Reizzustand des Trom-
melfells die Ursache, manchmal liegt aber auch eine bakterielle
Entzündung vor. Ein Arztbesuch zur Klärung der Ursache ist
deshalb in den meisten Fällen erforderlich.

Rasch und richtig angewandte Hausmittel können die Zeit bis
zum Arztbesuch wirkungsvoll überbrücken und häufig auch
ein Voranschreiten der Entzündung verhindern.

Behandlung   ▶ → Kochsalz-Nasentropfen
▶ → Zwiebelpackung

Achtung
Eine bakterielle Mittelohrentzündung muss antibiotisch behandelt werden!

Prellung

siehe → Prellung/Verstauchung

Prellung/Verstauchung

Behandlung
- → Kompresse mit Arnikaessenz [A] oder → Arnikaaufguss
- → Kompresse mit Magerquark
- → Kompresse mit Hamameliswasser [A]
- mit Johanniskrautöl [A] einreiben
- Arnikasalbe [A] zur Weiterbehandlung
- → Kirschkernkissen, kalt
- → Kohlwickel

Pseudokrupp

Pseudokrupp ist eine akute Schwellung der Luftröhre unterhalb der Stimmritze, die zumeist sehr plötzlich und häufig nachts bei bestimmten Wetterlagen auftritt und zu erheblicher Atemnot führen kann. Wenn Ihr Kind zum ersten Mal einen solchen Anfall hat, sollten Sie auf jeden Fall umgehend die nächste Kinderklinik aufsuchen.

Wenn Sie und Ihr Kind bereits Erfahrungen gesammelt haben und Ihr Kinderarzt Ihnen ein Notfallmedikament verschrieben hat, können Sie zunächst abwarten und den Schweregrad des Anfalls beurteilen.

Symptome
1. *Stadium:* heisere Stimme, bellender Husten.
2. *Stadium:* leichter Stridor (jiependes Geräusch beim Einatmen), der sich bei Aufregung verstärkt.
3. *Stadium:* stärkerer Stridor auch in Ruhe, Atemnot (Nasenflügeln, Hauteinziehungen oberhalb des Brustbeins und zwischen den Rippen, beschleunigte Atmung).
4. *Stadium:* Stadium 3 mit Angst, Unruhe, Lippenzyanose.

Behandlung
Stadium 1 und 2 können Sie zu Hause behandeln: beruhigen Sie Ihr Kind, nehmen Sie es auf den Arm, auf keinen Fall schütteln oder auf den Rücken klopfen. Aufregung verstärkt die Atemnot, bleiben Sie selbst ruhig.

Wickeln Sie Ihr Kind in eine Decke und bringen Sie es an die frische Luft. Wenn das nicht möglich ist, gehen Sie mit ihm ins Badezimmer und drehen Sie den Heißwasserhahn auf.

Lassen Sie Ihr Kind reichlich trinken.

Bei ausbleibender Besserung geben Sie das vom Kinderarzt verordnete Notfallmedikament (Cortisonzäpfchen).

Bei anhaltender Atemnot fahren Sie ins Kinderkrankenhaus, im Akutfall rufen Sie einen Notarztwagen.

Achtung
Verwechslungsmöglichkeit mit Fremdkörperaspiration (Gegenstand oder Nahrungsmittelbestandteil in den Bronchien). Falls Ihr Kind in den Tagen oder Stunden davor etwas „in den falschen Hals gekriegt" hat, vorsichtshalber einen Arzt aufsuchen.
Weitere Verwechslungsmöglichkeit: Epiglottitis (bakterielle Entzündung des Kehldeckels, lebensgefährliche Erkrankung, gegen die es aber eine Impfung gibt). Diese Kinder fiebern sehr hoch, sind sehr blass und sehr still, haben dabei erhebliche Atemnot.
Prinzipiell gilt: **Im Zweifelsfall ins Krankenhaus!**

Reisekrankheit

Reisekrank werden kann man im Auto, Zug, Flugzeug, auf einem Schiff und sogar beim Reiten auf einem Kamel. Durch wiederholte, schnelle, passive Änderungen der Bewegungsrichtung wird vielen Menschen übel.

Symptome   Gähnen, Blässe, Schweißausbruch, kalte Hände und Füße, Schwindel, Übelkeit, Erbrechen.

Vorbeugung
▸ vor der Reise eine leichte Mahlzeit (fettarm, keine Milchprodukte), kühler Ingwertrunk
▸ *während der Reise:* trockene Knabbereien (Salzstangen, Butterkekse, trockenes Weißbrot), keine Süßigkeiten, keine kohlensäurehaltigen Getränke, sondern besser stilles Wasser, Pfefferminztee, Fencheltee, Ingwertrunk
▸ *bei Autofahrten:* mindestens alle 2 Stunden eine kurze Pause machen; keine Bilderbücher ansehen, lesen oder dergleichen; besser aus dem Fenster in die Ferne schauen, möglichst aus dem vorderen Fenster; wenn es geht, gleich bei

den ersten Symptomen aufkommender Reisekrankheit eine Weile Pause machen

▶ *bei Busfahrten:* möglichst weit vorne sitzen
▶ *bei Zugfahrten:* in Fahrtrichtung sitzen, in die Ferne sehen
▶ *bei Schifffahrten:* in der Mitte des Schiffs sind die Bewegungen am schwächsten; günstig ist es auch, sich hinzulegen

Behandlung
▶ → Ingwertrunk
▶ → Fencheltee
▶ → Pfefferminztee

Reizblase

Behandlung
▶ → Nieren- und Blasentee
▶ s. auch → Blasenentzündung/Harnwegsinfekt

Scheidenentzündung

Vorbeugung
▶ richtige Richtung beim Po-Abwischen (von vorn nach hinten)
▶ zu enge Kleidung vermeiden, keine synthetische Unterwäsche
▶ regelmäßige Reinigung des Intimbereichs (es ist ein weit verbreiteter Irrtum, dass dieser Bereich sich bei Kindern „von selbst" reinige.)

Behandlung
▶ Sitzbad mit Apfelessig
▶ → Sitzbad mit Kamille oder folgender Teemischung: 20 g Kamille (A), 10 g Schafgarbe (A), 10 g Zinnkraut (Schachtelhalm) (A)
▶ Sitzbad mit → Schachtelhalmtee oder → Schafgarbentee
▶ Sitzbad mit → Eichenrindenaufguss oder -extrakt (A)

Achtung
Bei Verdacht auf Pilzinfektion keine Kamille verwenden. Bei hartnäckigen Beschwerden beim Arzt abklären lassen, ob Wurmbefall oder Bakterien die Ursache sind.

Schlafstörungen

Als Erstes gilt es herauszufinden, ob Ihr Kind tatsächlich Probleme mit dem Einschlafen hat, ob Sie seinen Schlafbedarf überschätzen oder ob nur die Schlafzeiten ungünstig gewählt sind. Dazu notieren Sie sich über zwei Wochen die Schlafdauer (pro 24 h) und die Schlafzeiten. So können Sie den durchschnittlichen Schlafbedarf ermitteln. Zum Beispiel kann ein Kind, das nur 11 h Schlaf braucht, nicht nach dreistündigem Mittagsschlaf von 7 Uhr abends bis 7 Uhr morgens durchschlafen. Falls Ihr Kind ein solches Schlafproblem hat, müssen Sie überlegen, welche Schlafzeiten sowohl den Bedürfnissen Ihres Kindes als auch Ihren eigenen am ehesten entsprechen. Dann können Sie durch z. B. Abkürzen des Mittagsschlafes oder früheres Wecken am Morgen sich nach und nach (pro Tag 10 – 15 min Verschiebung) den gewünschten Zeiten nähern.

Wenn aber Ihr Kind am Abend nur sehr schwer zur Ruhe kommt, sollten Sie darauf achten, daß der Tag Ihres Kindes immer ruhig ausklingt: in den letzten 1–2 Stunden kein Toben, kein Fernsehen, keine spannenden Hörkassetten. Es lohnt sich, ein Zubettgeh-Ritual zu entwickeln, das an jedem Abend gleich ablaufen sollte (z. B. darf das Kind nach dem Waschen und Zähneputzen noch 15 min bei den Eltern im Wohnzimmer sitzen, eine Geschichte wird vorgelesen oder ein Bilderbuch gemeinsam angesehen). Unmittelbar vor dem Schlafengehen sollte das Kinderzimmer noch einmal gründlich gelüftet werden. Auch im Winter sollte die Heizung völlig heruntergedreht werden, statt dessen sollten ein warmer Pyjama, ein Schlafsack oder eine dicke Decke vor der Kälte schützen. Die trockene Heizungsluft stört den Schlaf und fördert Erkältungen.

Behandlung   Zusätzlich helfen die hier angegebenen Rezepte (Bäder, Tees etc.) beim Ein- und Durchschlafen:
- ▶ → Abwaschung mit kaltem Wasser oder kaltes Fußbad unmittelbar vor dem Zubettgehen
- ▶ → Vollbad mit Lavendel
- ▶ → Melissentee
- ▶ → Abendtee-Mischung
- ▶ → Nasse-Socken-Einschlafhilfe
- ▶ warmes → Kirschkernkissen zum Ankuscheln
- ▶ → Honigmilch

Schluckauf

Behandlung
▶ 5 Trpf. Apfelessig auf 1 Stück Zucker
▶ kaltes Wasser durch Strohhalm trinken
▶ warmer → Pfefferminztee, schluckweise trinken
▶ Zuckerwürfel lutschen
▶ → Bauchkompresse, feucht-warm
▶ „über Kopf" kaltes Wasser trinken lassen: dazu kann man z. B. dem Kind helfen, einen Handstand zu machen. Dann kann es mit Hilfe eines Strohhalms aus einem Glas trinken.
▶ Alternativ: über Kopf „Abhängen" über Sofa oder Sesselkante, dann mit Strohhalm aus Glas trinken lassen.

Schnupfen

siehe → Erkältung

Schreiattacken (Schreibaby)

siehe → Blähungen

Schweißfüße

Vorbeugung
▶ keine Socken aus synthetischem Material
▶ Turnschuhe, Gummistiefel, Moonboots nur kurze Zeit anziehen
▶ Hausschuhe möglichst nur aus Wolle, Baumwolle oder Leder, keine „turnschuhartigen" Hausschuhe mit Synthetikfutter und Gummisohle

Behandlung
▶ → Fußbad mit Salbei
▶ → Fußbad mit Eichenrindenaufguss oder -extrakt **A**

Sonnenbrand

Behandlung
▶ → Gurkenlotion
▶ Aloesaft (z. B. ein Blatt von einer Aloepflanze abbrechen), gerötete Hautstelle mit der „Bruchstelle" bestreichen
▶ in leichtem Fall: → Kompresse mit Magerquark, Kompresse mit kühlem Brennnesseltee oder Buttermilch
▶ mit Johanniskrautöl **A** einreiben
▶ wichtig: → Elektrolytlösung und viel Flüssigkeit geben

Achtung
Bei zweitgradiger Verbrennung (Blasenbildung) Arzt aufsuchen.

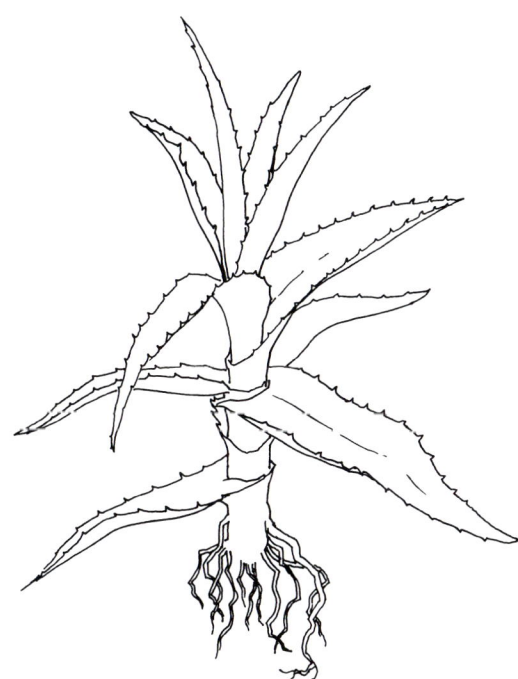

Abb. 8
Aloe *(Aloe vera)*

Stillproblem: zu wenig Milch

Mögliche Ursachen:
▸ zu enger BH
▸ Stress, Kummer
▸ Flüssigkeitsmangel

Behandlung
▸ 3 × tgl. eine Tasse → Milchbildungstee trinken
▸ die Brust mit Milchbildungsöl **A** einreiben
▸ viel trinken (3 – 4 Liter Flüssigkeit/Tag)
▸ ausreichend Ruhepausen, „Auszeiten"!

Übelkeit

Behandlung
▸ → Pfefferminztee (kalt, in kleinen Schlucken)
▸ → Ingwertrunk (kalt, in kleinen Schlucken)
s. auch → Erbrechen, → Reisekrankheit

Achtung
Flussdiagramm Erbrechen beachten.

Verbrennung/Verbrühung

Symptome
Man unterscheidet drei Stadien der Verbrennung/Verbrühung:
▸ *Erster Grad:* Rötung und Schwellung.
▸ *Zweiter Grad:* Rötung, Schwellung und Blasenbildung.
▸ *Dritter Grad:* Zerstörung der Haut und der darunter liegenden Gewebeschichten.

Behandlung
Sofort kaltes Wasser über die betroffene Körperstelle gießen, gegebenenfalls mit Kleidung unter die Dusche stellen, bis die Schmerzen nachlassen. Dann erst das Kind ausziehen und die Schwere der Verletzung beurteilen.

Eine kleine Verbrennung/Verbrühung ersten Grades können Sie zu Hause behandeln (s. unten), aber **niemals** mit Mehl, Butter oder „Brandsalbe". Größere Verbrennungen sollte ein Arzt behandeln.

Bei einer kleinen Verbrennung zweiten Grades (Blasenbildung) decken Sie die verletzte Hautpartie nach dem Kühlen mit einem sterilen Tuch (gebügeltes Taschentuch ab) und suchen Sie bald einen Arzt auf.

Bei größeren Verbrennungen zweiten Grades oder allen Verbrennungen dritten Grades (tiefere Hautschichten betroffen) fahren Sie direkt in die nächstgelegene Kinderklinik, gegebenenfalls in einem Notarztwagen.

Behandlung (erstgradige Verbrennung):
▶ mit Saft aus Aloeblatt bestreichen (Blatt zerschneiden, mit Schnittfläche die Wunde bestreichen, s. Abb. 8)
▶ → Kompresse mit Johanniskrautöl [A]
▶ → Gurkenlotion

Verstauchung

siehe → Prellung

Verstopfung

Merke: Nur wenn der Stuhl hart ist, handelt es sich um Verstopfung.

Grundsätzlich gilt: Je jünger das Kind ist, das an Verstopfung leidet, desto eher muss ein Arzt aufgesucht werden, um organische Ursachen auszuschließen.

Bei älteren Kindern, die nie Probleme mit der Stuhlentleerung hatten und „plötzlich" verstopft sind, sollten Sie zunächst nach Auslösern fahnden (z. B. Angst vor Toilettengang in fremder Umgebung, Analfissur = schmerzhafter Einriss der Analschleimhaut, Entzündung der Analregion).

Behandlung

Maßnahmen bei Säuglingen:
▶ bei voll gestillten Säuglingen: bis zu 10 Tage ohne Stuhlgang sind nicht besorgniserregend, wenn es Ihrem Baby sonst gut geht; manche Babys verwerten die Muttermilch fast restlos
▶ bei mit der Flasche ernährten oder zugefütterten Säuglingen: häufig genügt es, die Flaschennahrung dünner, also mit mehr Wasser zuzubereiten; zusätzlich kann man noch etwas Olivenöl und Milchzucker (Achtung: bläht) zur Nahrung geben
▶ bei anhaltenden Problemen sollten Sie den Kinderarzt aufsuchen

Maßnahmen bei älteren Kindern:
▶ Ballaststoffarme, stopfende Lebensmittel meiden (s. u.)
▶ Gewöhnen Sie Ihr Kind an ballaststoffreiche Mischkost (s. u.), dazu muss ausreichend getrunken werden

Zusätzlich:
▶ 1 Glas Essigwasser (1 – 2 TL Essig auf 1 Glas Wasser) täglich (nur für Hartgesottene)
▶ Manna-Feigensaft Ⓐ
▶ Pflaumensaft
▶ Birnensaft
▶ Aprikosensaft
▶ Leinsamen (nicht geschrotet; auf ausreichend Flüssigkeit achten!)
▶ Flohsamen (allergische Reaktion möglich)
▶ Getrocknete Feigen, püriert, in probiotischem Joghurt
▶ → Klistiermit Kamillentee oder Olivenöl (nur im Notfall)
▶ aus eiskalter Butter ein „Zäpfchen" schnitzen und einführen

Achtung
Versuchen Sie nicht, den Darm mit einem Fieberthermometer oder dergleichen zur Entleerung zu reizen. Das kann zu schmerzhaften und gefährlichen Verletzungen führen. Medikamente sollten Sie nur in Absprache mit dem Arzt verabreichen.

Günstige Nahrungsmittel
Fast alle Sorten Gemüse (auch Rohkost), Früchte (als Nachtisch oder Zwischenmahlzeit, Ausnahme: Bananen), Voll- oder Mehrkornbrot, Vollkornknäckebrot, Vollkornnudeln, Kartoffeln, Haferflocken, Weizenkleie, Vollkornmehl, Gerste,

Hirse, Naturreis, Fisch und Fleisch (nicht mit Mehlschwitze und nicht paniert), Müsli, Trockenfrüchte, Nüsse, Salate, Tomaten, Radieschen, Rhabarberkompott.

Als Getränke: Mineralwasser,Gemüsesaft, Kräutertees.

Als „Snack": Apfelringe, Dörrpflaumen, getrocknete Aprikosen, getrocknete Feigen.

Vermeiden
Teigwaren (Nudeln!), weißer Reis, Weißbrot, Zucker (Süßigkeiten), Schokolade, Kakao, Zwieback, Bananen, weiße Bohnen, gelbe Erbsen, Gebäck (Kekse), zuviel Milch, Karotte, Heidelbeeren, Grieß, Pizza, Milchreis.

Achtung
Bei immer wiederkehrender Verstopfung trotz richtiger Ernährungsgewohnheiten müssen organische Ursachen sorgfältig ausgeschlossen werden!

Vorhautentzündung

Vorbeugung
▶ keine synthetische Unterwäsche
▶ regelmäßige Reinigung (Vorsicht: Vorhaut nie mit Gewalt zurückstreifen)

Behandlung
▶ → Sitzbad mit Kamille
▶ Sitzbad mit → Eichenrindenaufguss oder -extrakt [A]
▶ → Kompresse mit Eichenrindenaufguss oder -extrakt [A]
▶ Kompresse mit → Kamillentee
▶ → Teekompresse

Wangenekzem

siehe → Ekzem, nässendes

Warzen

Behandlung
▸ 2 × tgl. mit Teebaumöl A betupfen
▸ mit Milch vom Löwenzahn (Vorsicht: giftig, nicht in den Mund nehmen lassen)
▸ mit zerriebenem Schöllkraut betupfen
▸ mit zerriebenen Blättern von Glockenblumen (Campanula) betupfen

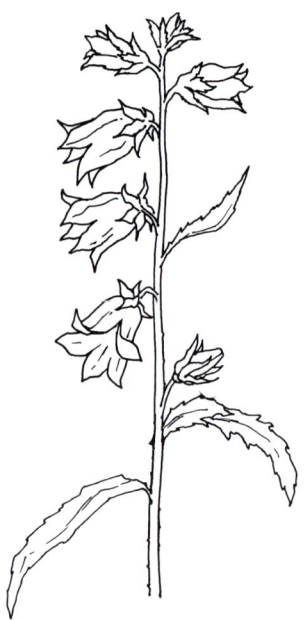

Abb. 9
Glockenblume *(Campanula rotundifolia)*

Windeldermatitis

Bei normalem Wundsein ist die Haut im Windelbereich mehr oder weniger gerötet.

Bei einer Pilzinfektion (Soor) bemerkt man zusätzlich zur Rötung kleine Stippen (Pickelchen), die sich manchmal öffnen und nässen oder sogar bluten. Das Kind hat nicht nur Schmerzen, sondern leidet häufig auch unter starkem Juckreiz.

Behandlung Bevor Sie mit der Behandlung beginnen, versuchen Sie zu entscheiden, um was für eine Art des Wundseins es sich handelt:

1. *Bei normalem Wundsein:*
▸ nach vorsichtiger Reinigung Sitzbad in → Kamillentee, → Schafgarbentee, → Stiefmütterchentee → Sitzbad mit Mischung aus → Kamillentee und → Schafgarbentee
▸ dann trockenfönen und dick mit einer gut deckenden Creme eincremen, z. B. mit Zinkpaste **A**
▸ häufig Windel wechseln
▸ betupfen mit Kamillenextrakt **A**, 1 : 4 mit Wasser verdünnt
▸ mit Hamameliswasser **A**, Calendula-Salbe **A**, Kamillensalbe **A**, Lebertransalbe **A** oder Öl aus Lebertrankapseln **A** betupfen
▸ → Teekompressen

2. *Bei Soor:*
▸ niemals mit Öl reinigen, keine Ölpflegetücher- oder Ölbäder verwenden; auch Sitzbäder in Kamillentee sind hier nicht hilfreich; nur mit Wasser reinigen, trockenfönen
▸ die befallenen Stellen mit Kristallviolett-Tinktur 0,3 % **A** betupfen und/oder eine vom Arzt verordnete nystatinhaltige Creme verwenden
▸ Windel häufig wechseln; größeren Kindern nur wenig Fruchtsäfte oder andere säure- und zuckerhaltige Lebensmittel geben

Achtung
Gefahr eines lebensgefährlichen Stromunfalls bei männlichen Säuglingen durch Harnstrahl in den Fön!

▬▬▬▬ Wunden/Schürfwunden

Behandlung ▸ mit verdünnter Arnikatinktur **A** (1 Teil Arnikatinktur und 2 Teile Wasser) reinigen, an der Luft trocknen lassen
▸ Calendula-Salbe **A** zur Weiterbehandlung
▸ bei schlecht heilenden Wunden: → Kompresse mit → Schachtelhalmtee oder mit → Stiefmütterchentee
▸ → Kompresse mit Hamameliswasser **A**
▸ → kühle → Kompresse mit → Ringelblumen-Aufguss

▸ → Teekompressen
▸ blutende Schürfwunde: Blutstillung durch kühle → Kompresse mit → Hirtentäschelkraut-Aufguss

---

Zahnungsbeschwerden

Behandlung
▸ Betupfen des gereizten, gespannten Zahnfleischs mit Myrrhentinktur Ⓐ (schmeckt bitter!)
▸ lassen Sie ihr Baby an einem kalten Waschlappen lutschen oder kauen (vorher 30 min im Tiefkühlfach lagern)
▸ geben Sie Ihrem Baby eine ältere Brotrinde (bei Allergiegefährdung kein Weizenbrot) zum Kauen und Lutschen
▸ geben Sie Ihrem Baby ein Stück gekühlte und geschälte grüne Gurke zum Kauen und Lutschen

---

Zeckenbiss

Zecken sind blutsaugende Schmarotzer. Sie lauern in Büschen und Hecken, Gräsern, Farnen und Sträuchern. Die „Zeckensaison" dauert von März bis Oktober. Der Zeckenbiss als solcher ist nicht gefährlich. Zecken können aber Krankheiten übertragen:

Die Borreliose (auch „Lyme-Krankheit" genannt) und die Frühsommer-Meningoenzephalitis (FSME), diese aber nur in bestimmten Gebieten Süddeutschlands, Österreichs und der Schweiz. Gegen FSME gibt es eine Impfung. Die Borreliose kann man antibiotisch behandeln.

Beide Krankheiten sind für den Menschen sehr gefährlich. Deshalb möchten wir an dieser Stelle einige Verhaltensmaßregeln aufführen, um vor der Gefahr zu schützen.

Einige „Hausmittel", die bei gefundener, festgebissener Zecke empfohlen werden, sind nämlich gefährlich!

Alle Maßnahmen, die die Zecke „ärgern" oder töten, wie z. B. Beträufeln mit Speiseöl, Nagellack oder Klebstoff führen dazu, dass die Zecke ihren Speichel und damit die gefährlichen Erreger an den „Wirt", also das betroffene Kind, abgibt. Dieses also bitte unbedingt unterlassen!

Vorbeugung
▶ bedeckende, gut abschließende Kleidung tragen
▶ unbedeckte Haut mit Apfel- oder Obstessig einreiben

Sinnvoll ist es, jedes gefährdete Kind abends einmal gründlich nach Zecken abzusuchen. Die Gefahr einer der oben erwähnten Infektionen besteht frühestens 12 Stunden nach dem Biss! Das Entscheidende ist also, die Zecke rechtzeitig zu entdecken und zu entfernen.

Behandlung
Entfernung: Benutzen Sie eine Pinzette, spitze Fingernägel oder eine in der Apotheke preisgünstig erhältliche „Zeckenzange".

Erfassen Sie den Leib der Zecke möglichst direkt an der Bissstelle, also direkt an der Hautoberfläche. Mit einer Drehbewegung (Richtung völlig egal) bei gleichzeitigem sanften Zug, am Schluss mit einem leichten Ruck entfernen Sie die Zecke. Wenn ein Teil der Beißwerkzeuge in der Haut bleibt, macht das nichts. Danach die Bissstelle mit hochprozentigem Alkohol oder Jodlösung desinfizieren.

Markieren Sie die Bissstelle mit Kugelschreiber. Wenn 3 Tage bis 4 Wochen nach dem Biss in diesem Bereich eine deutliche Hautrötung auftritt, kann eine Borreliose vorliegen, die man antibiotisch behandeln kann und muss.

Achtung
Bei Erkrankungen des Nervensystems (Kopfschmerzen, Lähmungserscheinungen, Schwindelattacken), „wandernden" Hauterscheinungen, rheumatischen Erkrankungen: immer zum Arzt – Zeckenbiss erwähnen, auch wenn er schon lange zurückliegt!

Hausmittel

Allgemeines zur Technik von Wickeln und Kompressen

Wickel

Wickel dienen dazu, dem Körper über die Haut Wirkstoffe oder deren Dämpfe zuzuführen. Zusätzlich spielt die Temperatur eine wichtige Rolle: heiße Wickel wirken entspannend und durchblutungsfördernd, die Wärme erweitert die Blutgefäße und fördert die Wirkstoffaufnahme. Kalte Wickel entziehen dem fiebernden Körper Wärme, sie wirken belebend, abschwellend und den Kreislauf anregend.

Für jeden Wickel benötigt man (Abb. 10):

1. *Ein Innentuch:* aus dünner Baumwolle oder dünnem Leinen (Geschirrhandtuch, Stoffwindel, Herrentaschentuch), so groß, wie die zu behandelnde Hautfläche. Manchmal wird das Innentuch auch gefaltet und muss dann entsprechend größer sein.
2. *Ein Zwischentuch:* aus Molton oder Frottee, etwas größer als das Innentuch
3. *Das Außentuch:* aus Wolle oder dicker Baumwolle, etwas größer als das Zwischentuch.

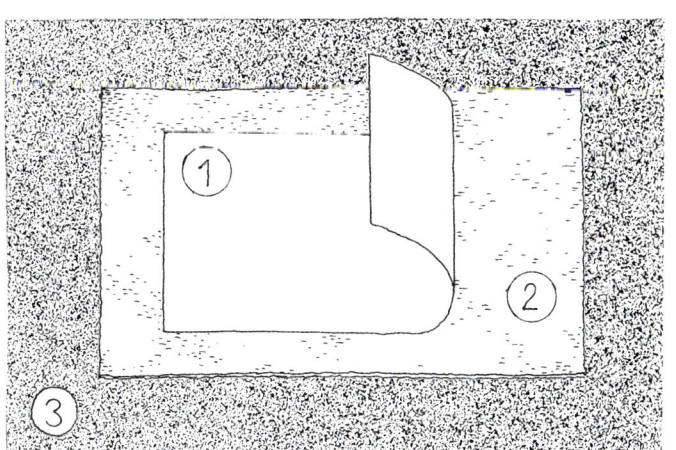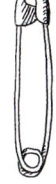

Abb. 10 Wickel, bestehend aus drei Tüchern: Innentuch aus Baumwolle oder Leinen (1), Zwischentuch aus Molton oder Frottee (2), Außentuch aus Wolle (3)

4. Ein Plastik- oder Gummituch (oder eine Wachstischdecke) zum Unterlegen, da alle Wickel feucht sind.
5. Große Sicherheitsnadeln, Leukoplast-Pflaster, Mull- oder Elastikbinden zum Befestigen der Wickeltücher

Zusätzlich für heiße Wickel:
6. Haushaltshandschuhe aus Gummi und
7. ein Auswringtuch, z.B. ein großes Frotteehandtuch zum Auswringen der fast kochendheißen Wickel.

Alle Tücher sollten von der Länge her den zu umwickelnden Bereich (Bauch, Brust, Hals) problemlos umschließen und dabei deutlich überlappen.

Das Wickeln

Jedes Tuch muss faltenfrei und eng anliegend gewickelt werden. Beim ersten Mal am besten vorher einmal mit trockenen Tüchern üben. Das äußere Tuch muss das innere jeweils **vollständig** überlappen, sonst kann der Wickel seine Wirkung nicht entfalten (Außentuch > Zwischentuch > Innentuch)!

Ein heißer Wickel muss schnell und unverzüglich angewickelt werden, sonst kühlt er aus!

Trotzdem muss immer einmal an der eigenen Haut (Innenseite des Unterarms) überprüft werden, ob er nicht zu heiß ist.

Sollte schon zu viel Wärme verlorengegangen sein, kann man den aufgerollten Wickel (s. u.) zwischen zwei Wärmflaschen „nachheizen".

Feuchte Wickel muss man sehr gut auswringen. Es darf kein Tropfen Wasser mehr herauskommen. Wenn der Wickel nass statt feucht ist, erkältet sich das Kind und die heilende Wirkung des Wickels bleibt aus.

Das Anwickeln an den Körper gelingt am Besten, wenn das entsprechende Tuch zunächst von beiden Enden her zur Mitte hin aufgerollt, dann auf den Körper aufgelegt und gleichzeitig zu beiden Seiten hin wieder am Körper entrollt wird (Abb. 11 und 12).

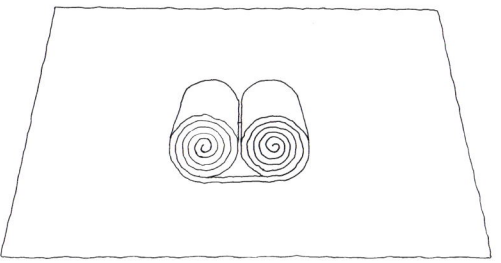

Abb. 11 Aufrollen eines Wickels (Brust, Hals). Innen aufgerolltes Innentuch, außen Außwringtuch

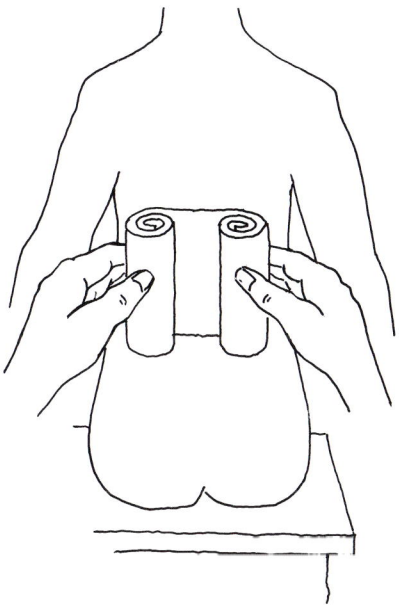

Abb. 12 Anbringen eines (heißen) Wickels

Checkliste
▸ alle Zutaten bereitlegen
▸ Zimmer lüften
▸ Bett vorbereiten
▸ Bilderbücher oder Vorlesebuchh bereitlegen
▸ geeignetes Getränk ans Bett stellen
▸ dem Kind genau erklären, was man vorhat
▸ das Kind noch einmal zur Toilette schicken

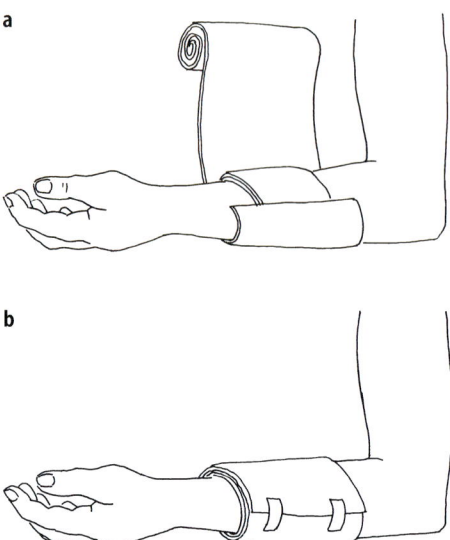

Abb. 13 Kompresse. **a** Baumwolltuch so falten, dass es gut auf die zu behandelnde Körperstelle passt, auf die befallene Hautstelle auflegen und mit einem zweiten Tuch befestigen **b** Fertige Kompresse

Kompressen

Die Anwendung von Kompressen ist einfacher: ein Baumwoll- oder Leinentuch geeigneter Größe (Baumwolltaschentuch, Geschirrhandtuch) wird mehrfach so gefaltet, dass es gut auf die zu behandelnde Körperpartie passt, mit gewünschtem Mittel tränken oder bestreichen und mit einer Mullbinde befestigen (Abb. 13). Kompressen für Brust und Rücken werden nach Fertigstellung und Platzierung an der gewünschten Stelle mit Wickeltüchern (Wickeltechnik s. o.) befestigt. Das weitere Verfahren entnehmen Sie den einzelnen Rezepten.

Allgemeines zur Verwendung von Kräutertees

Einkauf

Am besten kaufen Sie Kräutertees für medizinische Zwecke in der Apotheke oder im Reformhaus. Häufig ist loser Tee wirksamer als Beuteltee (z. B. bei Kamillen- und Pfefferminztee). Lassen Sie sich von Ihrem Apotheker beraten.

Aufbewahrung und Haltbarkeit

Tees, die ätherische Öle enthalten, verlieren relativ schnell ihre Wirksamkeit. Man merkt es auch daran, daß der anfangs starke Duft allmählich verfliegt. Daher sollte man lieber häufiger kleine Mengen Tee einkaufen.

Kamillen-, Pfefferminz-, Kümmel-, Anis-, Fencheltee sollte man höchstens 1 Jahr aufbewahren, andere Sorten höchstens 2 Jahre. Zur Aufbewahrung eignen sich am besten gut verschließbare Blechdosen, in denen man den Tee samt Papiertüte lagert. Auf der Tüte das Kaufdatum notieren. Die Dosen sollten nicht an einem warmen Ort stehen (Regal über der Heizung, in der Sonne).

Samen (Fenchel, Anis, Kümmel), die beim Kauf in der Apotheke im Mörser zerstoßen wurden, sollte man nur 6 Wochen aufbewahren. Man kann natürlich die jeweils benötigte Menge vor der Teezubereitung auch selbst mit einem Kochlöffelstiel in einem Becher oder in einem Mörser zerstoßen.

Medizinische Tees sollten nicht als Alltagsgetränk und nicht länger als 6 Wochen nacheinander angewendet werden. Sonst verlieren sie durch Gewöhnung ihre heilende Wirkung.

Wenn Sie den Tee mit Honig süßen wollen, geben Sie den Honig erst dazu, wenn der Tee schon etwas abgekühlt ist, da die wertvollen Bestandteile des Honigs bei zu hohen Temperaturen zerstört werden.

Achtung
Honig, der nicht sachgerecht verarbeitet wurde, kann ein Bakteriengift (Botulinustoxin) enthalten, das bei Säuglingen und Kleinkindern eine tödliche Atemlähmung verursachen kann.

Abendtee-Mischung

Zutaten
▶ 30 g Melissenblätter (Melissae folium) **A**
▶ 30 g Lavendelblüten (Lavendulae flos) **A**
▶ 30 g Passionsblumenkraut (Passiflorae herba) **A**
▶ 10 g Johanniskraut (Hyperici herba) **A**
▶ 250 ml Wasser

Variante: Johanniskraut und Lavendelblüten durch 40 g Baldrianwurzel (Valerianae radix) A ersetzen

Wirkung   beruhigend

Anwendungs-   Schlafstörungen
gebiete

Durchführung   1 EL Teemischung mit 250 ml kochendem Wasser übergießen, 10 min zugedeckt ziehen lassen, durchsieben, nach Geschmack leicht süßen. Vor dem Schlafengehen trinken lassen.

Abkühlungsbad

Zutaten   Bade- oder Fieberthermometer

Wirkung   Senkt die erhöhte Körpertemperatur stärker als Wadenwickel und kühle Leibwickel. Die Ursache des Fiebers – also die eigentliche Krankheit – wird nicht beseitigt, das Fieber kann also später wieder ansteigen.

Wenn das Fieber durch das Bad gesunken ist, fühlt sich das Kind ruhiger und schläft leichter ein.

Anwendungs-   hohes Fieber (gut geeignet für Säuglinge und Kleinkinder)
gebiete

Durchführung   Anfangs sollte das Badewasser auf 1°C unterhalb der Körpertemperatur des kleinen Patienten erwärmt werden (mit Fieberthermometer messen). Ihr Kind sollte so in der Wanne liegen, dass nur der Kopf herausschaut, wobei Sie den Kopf des Kindes stützen (Abb. 14). Dann ganz langsam vom Fußende der Wanne her kaltes Wasser zulaufen lassen, bis die Wassertemperatur um 2–3°C gesunken ist. Nach 10 min oder wenn der Patient zu frösteln beginnt, das Bad beenden. Trocknen Sie Ihr Kind jetzt schnell ab und legen es wieder ins Bett.

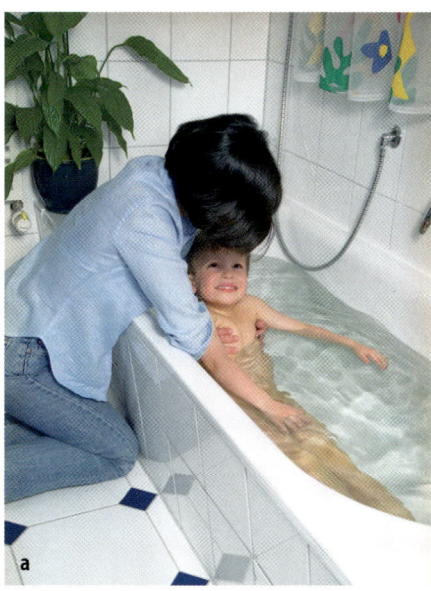

a

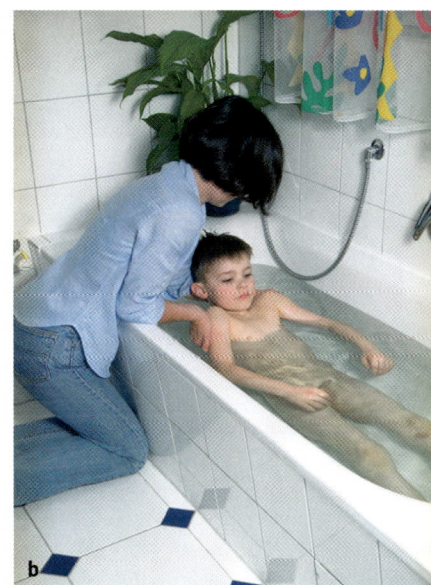

Abb. 14
Vollbad.
a Nur der Kopf sollte
herausschauen, wobei das
Kleinkind von Ihnen
gestützt wird
b Auch das ältere kranke
Kind sollte festgehalten
werden

b

Achtung
Nicht anwenden, wenn das Kind friert oder trotz hohen Fiebers kalte Hände und Füße und kühle Haut hat. Wenn ein Neugeborenes Fieber hat, sofort zum Arzt. Bei Kreislaufproblemen sofort das Bad abbrechen.

Abwaschung mit kaltem Wasser

Zutaten
▶ für Durchführung im Bett: 1 Waschschüssel mit Wasser um 30 °C
▶ 1 Frotteewaschlappen
▶ 1 Handtuch
▶ 1 Badetuch

Varianten: dem Wasser einen Schuss Essig, Zitronensaft oder Lavendeltee zusetzen

Wirkung
▶ fiebersenkend
▶ kühlt die Haut, entzieht dem Körper Wärme, damit kreislaufdämpfend und entspannend

Nach dieser Anwendung wird sich Ihr Kind wohlig entspannt fühlen und leichter einschlafen können.

Anwendungs-gebiete
▶ hochfieberhafter Infekt
▶ Einschlafstörungen

Durchführung
Das Badetuch auf dem Bett ausbreiten. Den Waschlappen ins Wasser tauchen und nur kurz ausdrücken. Erst Hände und Arme, Füße und Beine in Richtung zum Körper abreiben, dann Brust, Bauch und Rücken. Diese Aktion soll nur wenige Sekunden dauern. Dann das Kind schnell abtrocknen und den Schlafanzug anziehen. Bei Einschlafstörungen kann die Abwaschung natürlich einfach am Waschbecken durchgeführt werden.

Achtung
Nicht anwenden, wenn Ihr Kind trotz Fieber friert.

Anistee

Zutaten
▶ Anissamen (Anisi fructus) [A]
▶ 250 ml kochendes Wasser
▶ Sieb

Wirkung
▶ krampflösend
▶ entblähend

▶ schleimlösend
▶ hustenstillend

Anwendungs- ▶ Blähungen (Säuglinge)
gebiete ▶ Darmkrämpfe
▶ Husten
▶ Erbrechen (Säuglinge)

Durchführung Für Säuglinge 1/2 TL Anissamen und für ältere Kinder 1 – 2 TL Anissamen (vor Verwendung mit dem Löffel quetschen) mit 1/4 l kochendem Wasser übergießen, 10 min zugedeckt ziehen lassen, durchsieben.

Säuglinge: 3 – 5 TL lauwarm vor dem Stillen oder 3 EL direkt zur Flaschennahrung geben.

Ältere Kinder: 3 × tgl. eine Tasse Tee trinken lassen.

Achtung
Allergische Reaktion möglich (Haut, Atemwege, Magen-Darm-Trakt).

Apfelessigtrunk

Zutaten ▶ naturtrüber Apfelessig (Reformhaus)
▶ Honig

Wirkung ▶ regt die körpereigene Abwehr an
▶ keimabtötend

Anwendungs- ▶ Erkältung
gebiete ▶ Infektanfälligkeit
▶ leichte Verdauungsstörungen

Durchführung 2 TL Apfelessig und 1 TL Honig in einem Glas mit lauwarmem Wasser verrühren.

Bei Erkältung 3 × tgl. trinken; zum Schutz vor Erkältungen 1 × tgl. verabreichen.

Teil II Hausmittel

Arnikaaufguss

Zutaten	▶ Arnikablüten (Arnicae flos) A
	▶ 100 ml kochendes Wasser
	▶ Sieb
Wirkung	▶ kühlend
	▶ abschwellend
	▶ schmerzstillend
Anwendungs-gebiete	▶ Blutergüsse
	▶ Quetschungen
	▶ Verstauchungen
	▶ Prellungen
	▶ Insektenstiche
Durchführung	4 TL Arnikablüten mit kochendem Wasser übergießen, 10 min zugedeckt ziehen lassen, durchsieben, abkühlen lassen.

Achtung
Niemals innerlich anwenden: giftig! Nur für Umschläge und Kompressen geeignet. Nicht bei offenen Wunden anwenden!

Augentrostaufguss

Zutaten	▶ Augentrostkraut (Euphrasiae herba) A
	▶ 250 ml kochendes Wasser
	▶ Sieb, besser noch Kaffeefilter
	▶ sauberes, gebügeltes Baumwolltaschentuch
Wirkung	mild entzündungshemmend
Anwendungs-gebiete	▶ Bindehautentzündung
	▶ gereizte Augen (z. B. durch Zugluft beim Autofahren)
Durchführung	2 TL Augentrostkraut mit 250 l kochendem Wasser überbrühen, 10 min zugedeckt ziehen lassen und durchsieben (besser filtern, damit keine kleinen Pflanzenteile ins Auge gerieben werden können). Das Tuch in den abgekühlten Tee tauchen

und ausdrücken, das verklebte Auge damit sauberwischen. Oder bei größeren Kindern das gefaltete, mit dem Aufguß getränkte Tuch als Kompresse für etwa 10 min auf die Augen legen.

Achtung
Bei Augenkontakt mit ätzenden Substanzen sofortige Spülung mit Wasser und dann zum Augenarzt. Bei eitriger Bindehautentzündung einen Abstrich auf Bakterien entnehmen lassen. Bei chronischer Bindehautentzündung andere Ursachen (Allergie, Umweltgifte, Sehstörungen) ausschließen lassen.

Bärentraubenblättertee

Zutaten
▸ Bärentraubenblätter (Uvae ursi folium) A
▸ 250 ml Wasser
▸ Sieb

Wirkung
Hemmt das Bakterienwachstum, allerdings nur in alkalischem Urin. Daher auch Milch, Johannisbeer-, Preiselbeer-, Gemüsesaft oder → Natronwasser zu trinken geben.

Anwendungsgebiete
▸ Harnwegsinfekt
▸ Blasenentzündung

Durchführung
1 TL Bärentraubenblätter mit 250 ml kaltem Wasser übergießen, 6 – 12 Stunden stehen lassen, durchsieben. 3 × tgl. eine Tasse trinken lassen.

Variante: 1 TL Bärentraubenblätter mit 250 ml kochendem Wasser übergießen, 10 min ziehen lassen, abgießen.

Der Kaltaufguss ist magenverträglicher.

Achtung
Nicht länger als 2 – 3 Tage ohne ärztliche Rücksprache geben. Bei Einnahme über längere Zeit sind Vergiftungserscheinungen möglich. Außerdem ist bei einem bakteriellen Harnwegsinfekt eine antibiotische Behandlung unumgänglich.

Teil II **Hausmittel**

Bauchkompresse mit Kartoffeln

Zutaten
- ▶ 5 mittelgroße Kartoffeln
- ▶ 1 Küchenhandtuch = Innentuch
- ▶ 1 Frotteehandtuch = Zwischentuch
- ▶ 1 breiter Wollschal = Außentuch

Wirkung

krampflösend

Die krampfhaften Schmerzen lassen schnell nach. Ihr Kind wird sich müde und entspannt fühlen und kann gut einschlafen.

Anwendungsgebiete

krampfhafte Bauchschmerzen bei Durchfall und Blähungen.

Durchführung

Die Kartoffeln mit Schale weich kochen und zerdrücken. Die Kartoffeln in die Mitte des Küchentuches streichen und daraus ein Päckchen falten (in Bauchgröße des Kindes). Die Kartoffeln sollten nirgends herausfallen können. Dann unbedingt die Temperatur der Kompresse an der Innenseite des eigenen Unterarms gründlich prüfen (mindestens 1 min). Erst dann auf den Bauch des Kindes legen, darüber das Frotteehandtuch wickeln und dann den Wollschal.

Anwendungsdauer: bis zu 3 Stunden.

Achtung
Verbrühungsgefahr. Vor Anwendung: ernsthafte Erkrankungen ausschließen (siehe → Bauchschmerzen)

Bauchkompresse, feucht-warm

Zutaten
- ▶ 1 große Schüssel kochendheißes Wasser
- ▶ 1 dünnes Baumwolltuch (z. B. Geschirrhandtuch) = Innentuch
- ▶ 1 dickeres Tuch, das um den Leib herumreicht (z. B. Frotteehandtuch) = Zwischentuch
- ▶ 1 breiter Wollschal = Außentuch
- ▶ 1 Auswringtuch (z. B. Frotteehandtuch)
- ▶ 1 Wärmflasche

Varianten: statt Wasser → Kamillen- oder → Schafgarbentee
(1 Tasse Tee auf 1/2 l Wasser)

Wirkung krampflösend

Die krampfhaften Schmerzen lassen bald nach. Ihr Kind fühlt
sich entspannt und kann gut einschlafen.

Anwendungs- krampfhafte Bauchschmerzen bei Durchfall und Blähungen
gebiete

Durchführung Das Innentuch (Geschirrtuch) auf Bauchgröße zusammenfalten, in die Mitte des Auswringtuches legen und beide Tücher
zu einer länglichen Rolle zusammenrollen. Die beiden überstehenden Enden wie bei einem Knallbonbon verzwirbeln. Den
mittleren Teil der Rolle so in die Schüssel mit dem kochend-

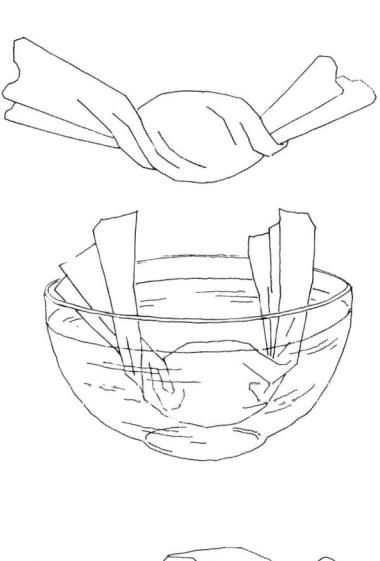

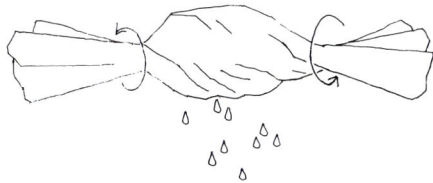

Abb. 15 Auswringen heißer Wickel bzw. Kompressen. Den Wickel bzw. die Kompresse in das Auswringtuch legen, zu einer länglichen Rolle zusammenrollen und
die Enden verzwirbeln. Den mittleren Teil mit heißem Wasser vollsaugen lassen, an
den Enden fassen und so stark wie möglich auswringen

heißen Wasser legen, dass die Enden trocken bleiben, vollsaugen lassen. An den Enden fassen (eventuell mit Gummihandschuhen) und so stark wie irgend möglich auswringen (Abb. 15, S. 59). Die Kompresse aus dem Wringtuch nehmen und so heiß wie möglich auf den Bauch legen. Da Verbrühungsgefahr besteht, sollte die Temperatur an der Innenseite des eigenen Unterarms geprüft werden. Über die Kompresse das Zwischentuch (Frotteehandtuch) wickeln, dann den Wollschal darüber wickeln. Zuletzt eine nicht zu heiße und nicht zu volle Wärmflasche auf den Bauch legen (Abb. 16).

Anwendungsdauer: 20–30 min.

Nach dem Abnehmen des Wickels sollte Ihr Kind ruhen.

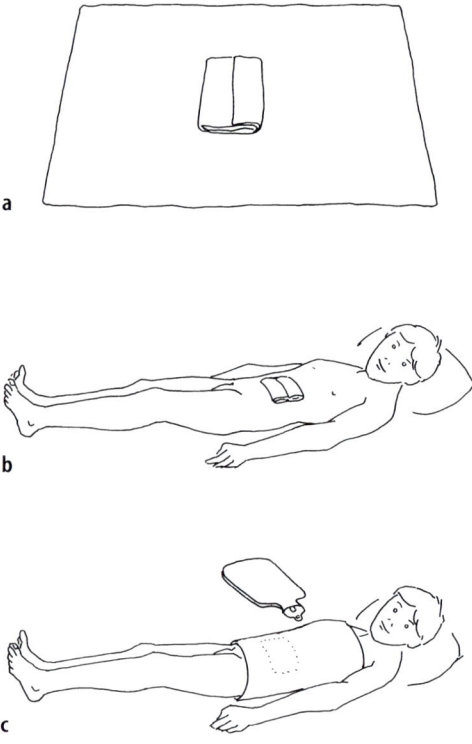

Abb. 16 Feucht-warme Bauchkompresse. **a** Die Kompresse aus dem Auswringtuch nehmen **b** Auflegen der Kompresse auf den Bauch **c** Über die Kompresse ein Frotteehandtuch und einen Wollschal wickeln. Zuletzt eine Wärmflasche auflegen

Achtung

Vor Anwendung ernsthafte Erkrankungen ausschließen (siehe
→ Bauchschmerzen). Bei Säuglingen: besser warme Kompresse mit Kümmel- oder Melissenöl.

Bauchkompresse, warm mit Kümmelöl

Zutaten

▸ Kümmelöl 2 % A
▸ 1 dünnes Baumwolltuch (bei Säuglingen Herrentaschen-
　tuch, sonst etwas größer)
▸ Watte
▸ dünnes Baumwolltuch zum Einschlagen der Watte
▸ breiter Wollschal
▸ (Wärmflasche)

Variante: statt Kümmelöl Melissenöl 10 % A nehmen

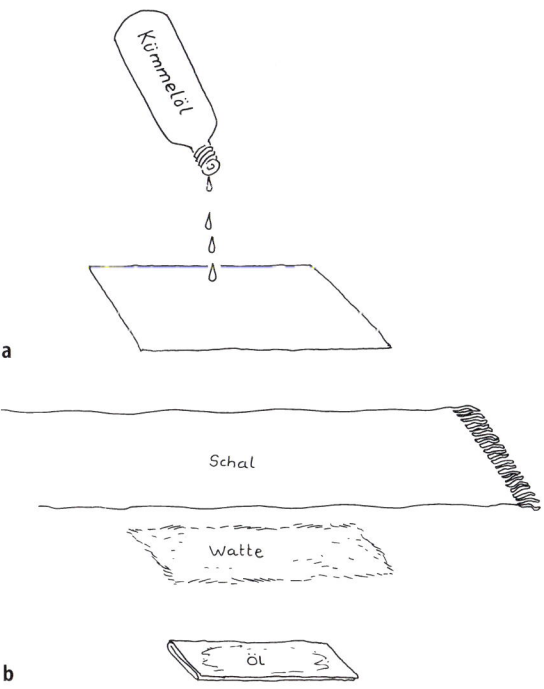

Abb. 17 Warme Bauchkompresse mit Kümmelöl. **a** Verteilen des Kümmelöls
auf dunnem Baumwolltuch **b** . Zuerst die Ölkompresse, dann die eingepackte
Watte auf den Bauch auflegen, zuletzt den Schal darüber wickeln.

Teil II　Hausmittel

Wirkung	▸ blähungslösend
	▸ krampflösend

Die schmerzhaften Blähungen lassen nach einiger Zeit nach. Ihr Kind fühlt sich entspannt und kann gut einschlafen.

Anwendungs-gebiete	▸ Blähungen
	▸ Dreimonatskoliken

Durchführung Das dünne Baumwolltuch auf Bauchgröße zusammenfalten und das Kümmelöl tropfenweise darauf verteilen (Abb. 17 a, S. 61). Die Watte so auseinanderziehen, dass sie etwas größer ist als die Ölkompresse und in das zweite dünne Baumwolltuch verpacken (unverpackt fusselt sie) (Abb. 18). Die so eingepackte Watte vorwärmen (Heizung). Dann die Kompresse auf den Bauch des Patienten legen, darüber schnell die Watte, dann den Schal darüber wickeln (s. Abb. 17 b, S. 61). Bei größeren Kindern (nicht bei Säuglingen!) kann man auch noch

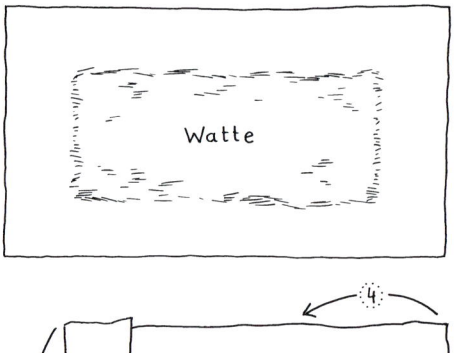

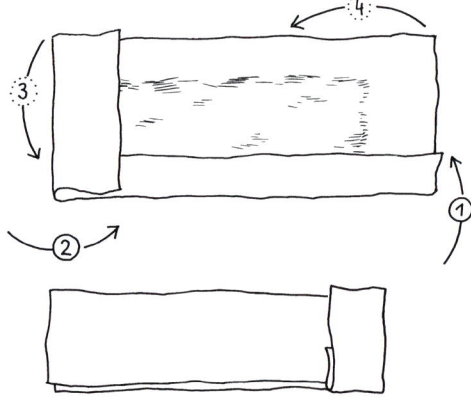

Abb. 18 Verpackung der Watte in ein dünnes Baumwolltuch. Die Watte auseinanderziehen, auf das Baumwolltuch legen und von allen Seiten her einschlagen, bis ein längliches Päckchen entsteht

eine nicht zu heiße und nicht zu volle Wärmflasche darüberlegen.

Anwendungsdauer: nach einer Mahlzeit ca. 1 Stunde.

Nach dem Abnehmen der Kompresse größere Kinder etwas ruhen lassen.

Achtung
Bei Säuglingen auf keinen Fall Wärmflasche verwenden (Gefahr der Überwärmung)! Allergische Hautreaktion ist möglich.

Blähungstee

Zutaten	▸ 20 g Anissamen (Anisi fructus) [A]
	▸ 40 g Fenchelsamen (Foeniculi fructus) [A]
	▸ 20 g Kümmelsamen (Carvi fructus) [A]
	▸ 250 ml kochendes Wasser
	▸ Sieb

In der Apotheke sollten Sie sich die Samen mit dem Mörser anquetschen lassen und dann in einer festschließenden Blechdose aufbewahren.

Variante: für Kinder ab 3 Jahren: → Vier-Winde-Tee aus Pfefferminz, Fenchel, Kamille, Kümmel zu gleichen Teilen

Wirkung	▸ krampflösend
	▸ blähungslösend
Anwendungsgebiete	Blähungen (besonders gut geeignet für Säuglinge)
Durchführung	1 TL der Teemischung mit 250 ml kochendem Wasser übergießen, zugedeckt 10 min ziehen lassen, durchsieben.

Gestillten Kindern gibt man vor dem Trinken 3 – 5 TL lauwarmen Tee, Flaschenkindern gibt man 3 EL Tee zur Flaschennahrung (direkt mit in die Flasche füllen).

Blasenkompresse mit Eukalyptusöl

Zutaten

Benötigt werden:

▸ Eukalyptusöl 10 % [A]
▸ 1 dünnes Baumwolltuch (z. B. Herrentaschentuch) = Innentuch
▸ 1 weiteres Baumwolltuch: so breit, dass es die Kompresse gut bedeckt und so lang, dass es einmal gut um den Unterleib herumreicht = Zwischentuch
▸ 1 Wollschal = Außentuch
▸ Alufolie
▸ 2 Wärmflaschen

Wirkung

krampflösend

Anwendungsgebiete

▸ Harnwegsinfekt
▸ Blasenentzündung

Durchführung

Das erste Baumwolltuch auf Bauchgröße falten und tropfenweise Öl darauf geben. In Alufolie verpacken (ein flaches Päckchen) und zwischen 2 heißen Wärmflaschen wärmen. Die gewärmte Kompresse aus der Alufolie nehmen, auf die Blasengegend legen, mit dem Zwischentuch befestigen, darüber noch den Wollschal wickeln.

Anwendungsdauer: 30 – 60 min oder über Nacht.

Die Kompresse kann mehrmals verwendet werden, dann jeweils etwas neues Öl dazugeben; im Kühlschrank aufbewahren (in Alufolie eingewickelt).

Achtung

Bei bakterieller Harnwegsinfektion ist eine antibiotische Behandlung unerlässlich.

Brennnesseltee

Zutaten	▶ Brennnesselkraut (Urticae herba) A
	▶ 250 ml Wasser
	▶ kleiner Kochtopf
	▶ Sieb
	▶ *bei Sonnenbrand:* dünnes Baumwolltuch (Herrentaschentuch) für Kompresse

Wirkung	▶ harntreibend
	▶ entzündungshemmend

Anwendungsgebiete	▶ Harnwegsinfekt
	▶ Blasenentzündung
	▶ Sonnenbrand (äußerlich zum Kühlen)

Durchführung 2 TL Brennnesselkraut in den Kochtopf geben, 250 ml kaltes Wasser darübergießen, kurz aufkochen, 10 min ziehen lassen, abgießen.

Bei Harnwegsinfekt: mehrmals tgl. 1 Tasse Tee zwischen den Mahlzeiten trinken.

Bei Sonnenbrand: dünnes Baumwolltuch mit kühlem Brennnesseltee tränken, ausdrücken und auf gerötete Hautstelle legen.

Achtung
Bei bakteriellen Harnwegsinfekten ist eine antibiotische Behandlung unerlässlich.

Brombeerblättertee

Zutaten	▶ Brombeerblätter (Rubi fruticosi folium) A
	▶ 250 ml kochendes Wasser
	▶ Sieb

Wirkung	▶ zusammenziehend
	▶ giftbindend
	▶ stuhlfestigend

Teil II Hausmittel

Anwendungs-gebiete Durchfall

Durchführung 1 TL Brombeerblätter mit 250 ml kochendem Wasser übergießen, zugedeckt 10 min ziehen lassen, durchsieben.

Lauwarm schluckweise trinken lassen, bis zu 1 l täglich.

Achtung
Rechtzeitig Arzt aufsuchen, um Flüssigkeits- und Elektrolytverluste zu erkennen. Zusätzlich Elektrolyte ersetzen!

Brustkompresse mit Kartoffeln

Zutaten
▶ 6 – 8 mittelgroße Kartoffeln
▶ 1 Küchenhandtuch oder eine Mullwindel = Innentuch
▶ 1 Frotteehandtuch = Zwischentuch
▶ 1 breiter Wollschal = Außentuch
▶ Sicherheitsnadeln

Wirkung
▶ durchblutungsfördernd
▶ schleimlösend

Nach der Anwendung wird sich Ihr Kind sofort besser fühlen: festsitzender Schleim kann leicht abgehustet werden und es kann wieder besser durchatmen. Außerdem wird es sich müde und entspannt fühlen und kann besser einschlafen.

Anwendungs-gebiete
▶ festsitzender Husten
▶ Bronchitis

Durchführung Die Kartoffeln mit Schale weich kochen und zerdrücken. Auf das Küchentuch (Mullwindel) streicht man die zerdrückten Kartoffeln so, dass ein Rechteck in Brustgröße des Kindes entsteht (bei einem etwa 6jährigen Kind 10 × 25 cm). Dann faltet man daraus ein flaches Päckchen, die Kartoffeln dürfen nirgends herausfallen. Die Temperatur dieser Kartoffelkompresse muss sehr gründlich an der Innenseite des eigenen Unterarms überprüft werden (mindestens 1 min auflegen). Erst dann wird die Kompresse auf die Brust des Kindes gelegt, darüber kommt das Frotteehandtuch, dann der Wollschal.

Anwendungsdauer: ca. 20 min.

Nach dem Abnehmen der Kompresse muss Ihr Kind schnell warm bekleidet werden und sich mindestens 1 Stunde ausruhen, am besten im Bett.

Achtung
Verbrühungsgefahr! Für Kleinkinder nicht geeignet.

Brustkompresse mit Lavendelöl

Zutaten
▸ Lavendelöl 10 % [A]
▸ dünnes Baumwolltuch in Brustbreite, so lang, dass man es einmal um den Oberkörper des Patienten wickeln kann (hergestellt z. B. aus alter Bettwäsche) = Innentuch
▸ viel Watte: auseinandergezogen so groß wie das dünne Baumwolltuch
▸ ein größeres Baumwolltuch, um die Watte einzuschlagen (fusselt sonst) = Zwischentuch
▸ 1 Wolltuch (z. B. ein breiter Schal) = Außentuch

Varianten: mit Latschenkiefernöl 10 % [A] oder Eukalyptusöl 2 % [A]

Wirkung
durchblutungsfördernd

Ihr Kind fühlt sich warm und behaglich, wozu auch der angenehme Geruch des Lavendelöls beiträgt. Es kann wieder besser durchatmen.

Anwendungs-gebiete
▸ Erkältung
▸ Husten

Durchführung
Das dünne Baumwolltuch (Innentuch) mit dem Öl tränken, die auseinandergezogene und in ein Baumwolltuch gewickelte Watte wärmen, z. B. auf der Heizung. Das ölgetränkte Tuch schnell um den Oberkörper wickeln, darüber die eingepackte Watte und darüber das Wolltuch befestigen (s. Abb. 17, S. 61 und Abb. 18, S. 62). Das Kind warm zudecken.

Anwendungsdauer: 30 min oder auch über Nacht.

Das ölgetränkte Tuch kann mehrfach verwendet werden (dann jeweils etwas frisches Öl dazugeben), wenn man es in Alufolie gewickelt im Kühlschrank aufbewahrt.

Variante: ölgetränktes Tuch in Alufolie wickeln und im Backofen vorsichtig (!) oder zwischen 2 Wärmflaschen erwärmen (verstärkt die Wirkung).

Achtung

Kann allergische Reaktionen auslösen. Gefahr eines Bronchospasmus bei Säuglingen. Nicht bei Kindern unter einem Jahr anwenden.

Brustkompresse mit Lavendelöl, heiß-feucht

Zutaten
- Lavendelöl 10 % A
- dünnes Baumwolltuch (Breite: von der Achselhöhle bis zum Bauchnabel; Länge: etwas größer als der Brustumfang) = Innentuch
- 1 etwas größeres Molton- oder Frotteetuch (Handtuch) = Zwischentuch
- 1 noch größeres Wolltuch (breiter Schal) = Außentuch
- 1 Auswringtuch (Handtuch)
- Gummihandschuhe
- 1 große Schüssel
- kochendheißes Wasser
- Sicherheitsnadeln

Varianten: statt Lavendelöl Latschenkiefernöl 10 % A oder Eukalyptusöl 2 % A verwenden

Wirkung
- durchblutungsfördernd
- schleimlösend

Nach der Anwendung dieser Kompresse wird sich Ihr Kind müde und entspannt fühlen. Es kann festsitzenden Schleim leichter abhusten und wieder besser durchatmen.

Anwendungsgebiete
- Erkältung
- Husten

Durchführung Zuerst alles gut vorbereiten und bereitlegen, denn das Anlegen des Wickels muss schnell gehen und ist nicht ganz einfach.

Das Innentuch der Länge nach doppelt falten und von den Enden her zur Mitte hin aufrollen, auf das Auswringtuch legen und einrollen (s. Abb. 11, S. 49). Die überstehenden Enden sollen wie bei einem Knallbonbon verzwirbelt werden. Das heiße Wasser in die Schüssel gießen, den mittleren Teil der Rolle hineinlegen, so dass die Enden des Auswringtuches trocken bleiben, vollsaugen lassen. Mit Hilfe des Auswringtuches so stark wie möglich auswringen (s. Abb. 15, S. 59).

Das Innentuch aus dem Auswringtuch herausnehmen. Dem Kind zuerst die Brust mit Lavendelöl einreiben, dann den Wickel so heiß wie möglich von vorne her anlegen (s. Abb. 21, S. 73). Dabei Temperatur an der Innenseite des eigenen Unterarms überprüfen. Dann schnell Zwischentuch und Außentuch anbringen, darüber am besten eine Wolljacke anziehen.

Dauer: 20 – 30 min.

Nach dem Abnehmen des Wickels schnell warm anziehen und ausruhen lassen, am besten im Bett.

Achtung

Verbrühungsgefahr. Kann allergische Reaktionen auslösen, bei Säuglingen ist ein Bronchospasmus möglich. Nicht für Kinder unter einem Jahr geeignet. Wenn Ihr Kind fröstelt, Wickel schnell abnehmen und den kleinen Patienten warm einpacken. Bei Fieber oder langandauerndem Husten immer Arzt zu Rate ziehen.

Teil II **Hausmittel**

Brustwickel mit Magerquark

Zutaten ▶ Magerquark (je nach Größe des Kindes 250 bis 500 g)
▶ 2 Wärmflaschen oder eine Schüssel für Wasserbad
▶ 1 Teigschaber
▶ Mullwindel oder dünnes Baumwolltuch entsprechender Größe = Innentuch
▶ dickes Baumwolltuch (z. B. Frotteehandtuch) = Zwischentuch

▸ Wolltuch (z. B. breiter Schal) = Außentuch
▸ Badehandtuch

Variante: Statt Quark kann man auch Schmalz verwenden (sog. **Schmalzwickel**)

Wirkung

▸ schleimlösend
▸ krampflösend

Nach der Anwendung des Wickels löst sich der Schleim und lässt sich leicht abhusten. Ihr Kind kann nun ungestört schlafen.

Anwendungs-gebiete

▸ Reizhusten
▸ Bronchitis

Durchführung

Das Anlegen eines Brustwickels wird in Abb. 21 (S. 73) aufgezeigt. Alles gut vorbereiten, denn das eigentliche Anlegen des Wickels muss schnell gehen! Den Quark zwischen 2 heißen Wärmflaschen oder im Wasserbad vorwärmen (dauert gut 10 min). Das Badehandtuch doppelt gefaltet aufs Bett legen, denn der Quark könnte die Wickeltücher durchfeuchten. Der Brustgröße des Kindes entsprechend den erwärmten Quark mit dem Teigschaber auf der Mitte des Innentuches verteilen, das Tuch von allen 4 Seiten her einschlagen, also eine Art längliches Päckchen herstellen (Abb. 19). Dieses vorsichtig von beiden Seiten her aufrollen und wieder zwischen die Wärmflaschen legen (Abb. 20). Inzwischen das Kind vorbereiten und mit nacktem Oberkörper bereitsetzen. Den Wickel von vorne her um das Kind herumrollen, schnell darüber Zwischen- und Außentuch befestigen. Ihr Kind sollte dann gut zugedeckt im Bett liegen oder, wenn das nicht machbar ist, warm bekleidet und zugedeckt z. B. auf dem Schoß sitzen.

Anwendungsdauer: möglichst bis zum Trocknen des Quarks (ca. 3 Stunden) oder über Nacht.

Nach dem Abnehmen des Wickels das Kind mit lauwarmem Wasser abwaschen und schnell warm bekleiden. Dann mindestens 30 min. ruhen lassen. Anwendung einmal pro Tag.

Achtung

Bei Fieber oder langanhaltendem Husten immer zum Arzt. Nicht geeignet für Kuhmilchallergiker.

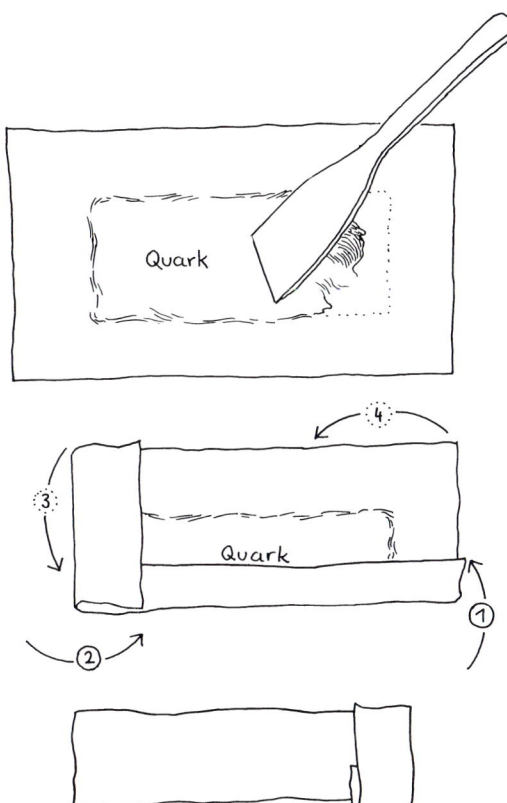

Abb. 19 Wickel mit Magerquark. Den erwärmten Quark mit einem Teigschaber auf dem Innentuch verteilen und von allen Seiten her einschlagen, bis ein längliches Päckchen entsteht

Brustwickel mit Senfmehl

Zutaten

- ▶ 4 – 5 EL weißes Senfmehl Ⓐ
- ▶ 1 große Schüssel
- ▶ Watte
- ▶ Vaseline Ⓐ
- ▶ 1 Mullwindel oder dünnes Baumwolltuch ähnlicher Größe = Innentuch
- ▶ 1 Handtuch (oder anderes dickes Baumwolltuch) = Zwischentuch
- ▶ 1 Wolltuch (z. B. breiter Schal) = Außentuch
- ▶ 1 Badehandtuch
- ▶ Hautcreme oder -öl

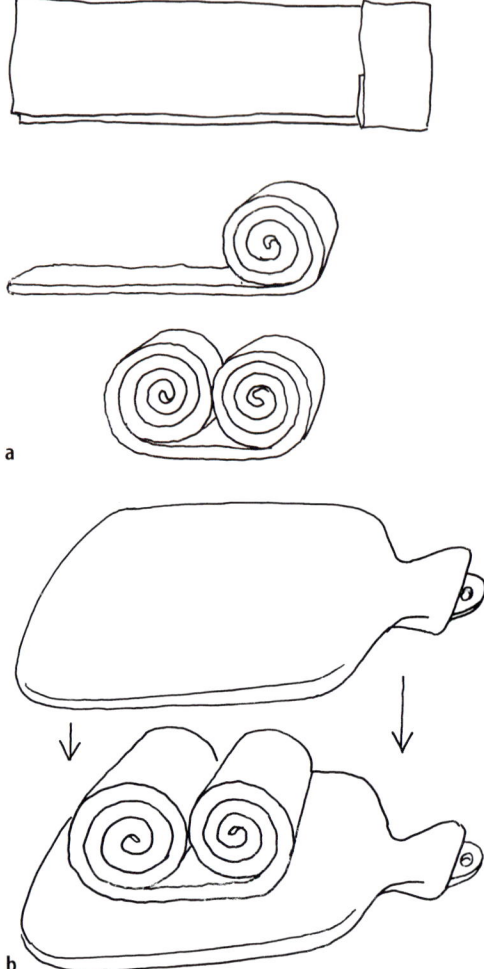

Abb. 20 **a** Aufrollen eines (Brust-)Wickels **b** Wärmen eines aufgerollten (Quark-) Wickels

Wirkung

▸ durchblutungsfördernd
▸ schleimlösend
▸ krampflösend

Die Wirkung der Anwendung tritt sehr schnell ein: Ihr Kind kann freier durchatmen, vorher festsitzender Schleim kann nun leicht abgehustet werden. Trotzdem ist diese Sorte Wickel bei Kindern nicht sehr beliebt, da sie das Hautbrennen als unangenehm empfinden.

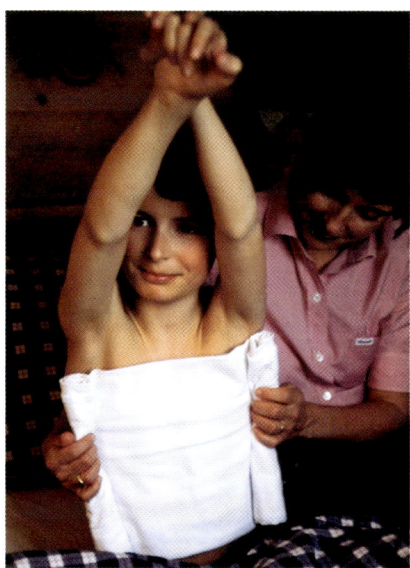

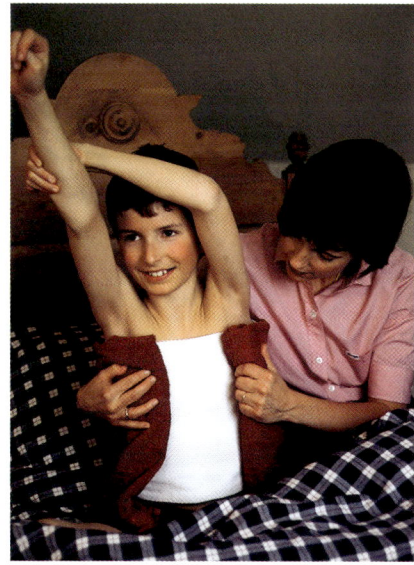

Teil II **Hausmittel**

Abb. 21a Anlegen des Innentuchs von vorne her

Abb. 21b Anlegen des Zwischentuchs von Rücken her

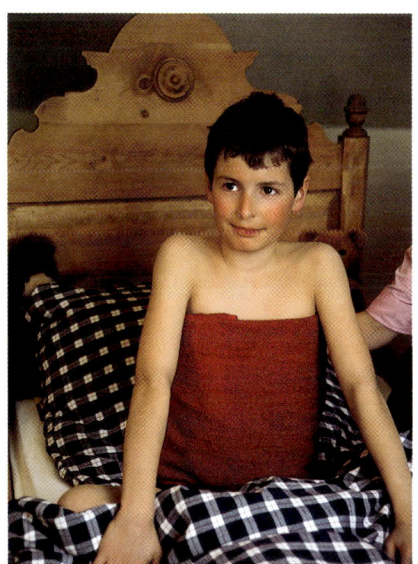

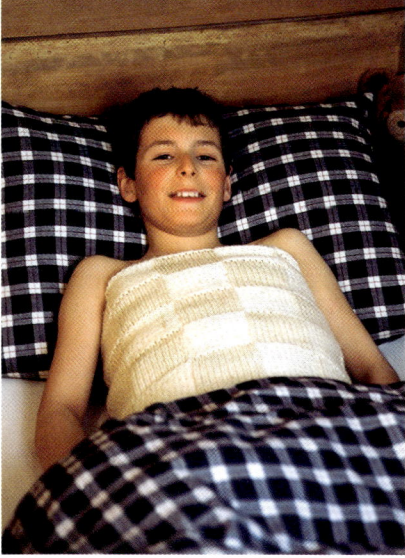

Abb. 21c Fertig ausgelegtes Zwischentuch (Handtuch)

Abb. 21d Umwickeln des Zwischentuchs mit einem Wolltuch

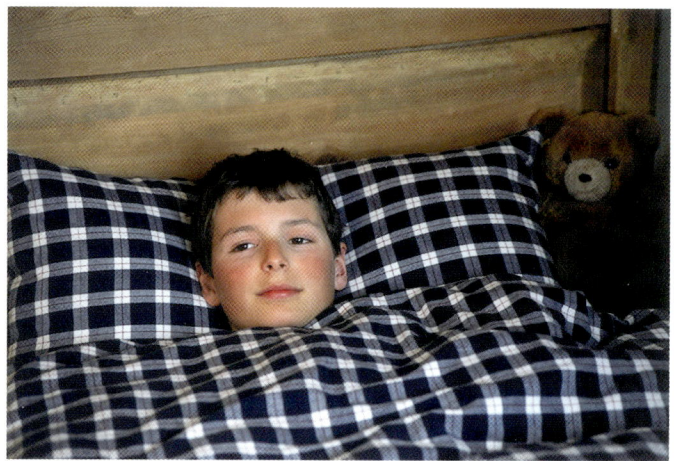

Zudecken des Kindes bis zu den Schultern

Anwendungs-gebiete
▶ trockener, quälender Husten
▶ Bronchitis

Durchführung Das Badetuch doppelt gefaltet aufs Bett legen, darauf Außen- und Zwischentuch. Die Achselhöhlen und Brustwarzen des Kindes gut mit Vaseline eincremen, Watte darüberkleben. Das Innentuch ausgebreitet auf einen Tisch legen und in der Mitte des Tuches das Senfmehl, der Brustgröße des Kindes entsprechend, gleichmäßig verteilen (Abb. 22a). Dann die 4 Seiten des Tuches einschlagen, so dass ein längliches Päckchen entsteht, aus dem kein Senfmehl herausfallen kann (Abb. 22b). Das Ganze von den Seiten her zur Mitte einrollen (s. Abb. 20 a) und in die Schüssel legen, warmes (nicht heißes!) Wasser darübergießen (Abb. 22c) und dann den Wickel sehr gut auswringen. Vorsicht, dass der Stoff nicht reißt! Dann den Wickel von vorne her so um den Patienten legen, dass zwischen Senfmehl und Haut nur eine Stoffschicht ist. Darüber Zwischentuch und Wolltuch wickeln. Das Kind bis über die Schultern gut zudecken. Immer bei ihm bleiben, bis nach etwa 4 min ein brennendes Gefühl auftritt. Dann sofort den Wickel abnehmen (spätestens nach 8 min), den Patienten abwaschen, einölen, schnell warm anziehen und ruhen lassen.

Eine Anwendung pro Tag.

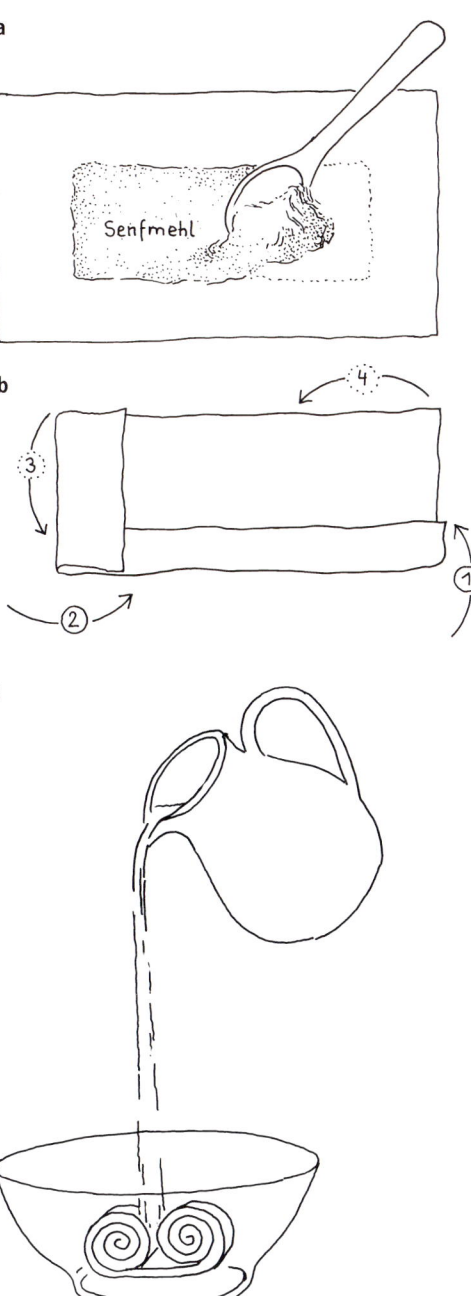

Abb. 22 (Brust-)Wickel mit Senfmehl. **a** Verteilen des Senfmehls auf dem Innentuch **b** Von allen Seiten her einschlagen, bis ein längliches Päckchen entsteht. **c** Befeuchten des aufgerollten Senfmehlwickels mit warmem Wasser

Achtung

Vorsicht: bei zu langer Anwendung Hautschäden wie bei einer Verbrennung möglich! Nicht geeignet für hautempfindliche Personen, Säuglinge und Kleinkinder. Möglichst vorher Rücksprache mit dem Arzt. Bei Fieber und lang andauerndem Husten immer zum Arzt!

Brustwickel, heiß-feucht mit Zitrone

Zutaten
▶ Schüssel (ca. 3 l fassend)
▶ 2 l kochendes Wasser
▶ Messer und Gabel
▶ 1 ungespritzte Zitrone
▶ 1 dünnes Baumwolltuch (Breite: von der Achselhöhle bis zum Bauchnabel, Länge: etwas größer als der Brustumfang) = Innentuch
▶ 1 etwas größeres Molton- oder Frotteetuch (Handtuch) = Zwischentuch
▶ 1 noch größeres Wolltuch (breiter Schal oder kleine Wolldecke) = Außentuch
▶ 1 Auswringtuch (z. B. Handtuch)
▶ Gummihandschuhe
▶ 1 Stößel oder Holzkochlöffel

Varianten: möglich auch nur mit heißem Wasser oder mit ätherischen Ölen (s. → Brustwickel mit Lavendelöl)

Wirkung
▶ durchblutungsfördernd
▶ schleimlösend

Das Kind wird nach dem Wickel wieder freier atmen können. Der Schleim lässt sich nun leichter abhusten. Es ist günstig, die Anwendung direkt vor dem Schlafengehen vorzunehmen, um in den Genuss einer etwas ruhigeren Nacht zu kommen.

Anwendungsgebiete
▶ festsitzender Husten
▶ als unterstützende Behandlung bei Lungenentzündung
▶ Keuchhusten

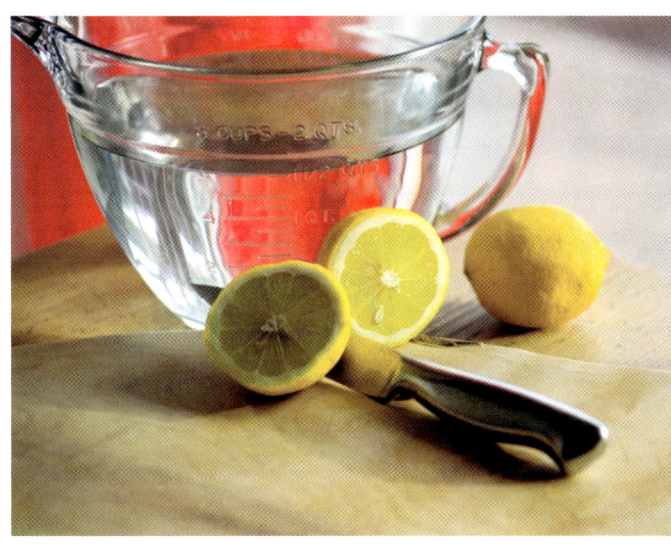

Abb. 23 Zutaten für den heiß-feuchten Zitronenwickel

Durchführung Zuerst alles gut vorbereiten und bereitlegen, denn das Anlegen des Wickels muss schnell gehen und ist nicht ganz einfach. (Wie man einen Brustwickel anlegt, sieht man in Abb. 21, S. 73).

Das Innentuch der Länge nach doppelt falten und von den Enden her zur Mitte hin aufrollen (s. Abb. 20 a, S. 72), auf das Auswringtuch legen und einrollen, so dass eine längliche Rolle entsteht, deren überstehende Enden wie bei einem Knallbonbon verzwirbelt werden. Die Zitrone in die Schüssel legen (Abb. 23), mit kochendem Wasser übergießen, unter Wasser mit Messer und Gabel zerschneiden und zusätzlich noch mit dem Stößel oder Kochlöffel ausdrücken (Abb. 24). Dann die vorbereiteten Tücher (Innentuch im Auswringtuch) so ins Zitronenwasser tauchen, dass die Enden des Auswringtuches nicht nass werden. Vollsaugen lassen, mit Hilfe des Auswringtuches so stark wie möglich auswringen (s. Abb 15, S. 59). Das noch aufgerollte Innentuch aus dem Auswringtuch nehmen. Temperatur an der Innenseite des eigenen Unterarms prüfen und dem kleinen Patienten den Wickel so heiß wie möglich von vorne her anlegen. Dann schnell Zwischentuch und Außentuch anlegen, darüber am besten eine Wolljacke.

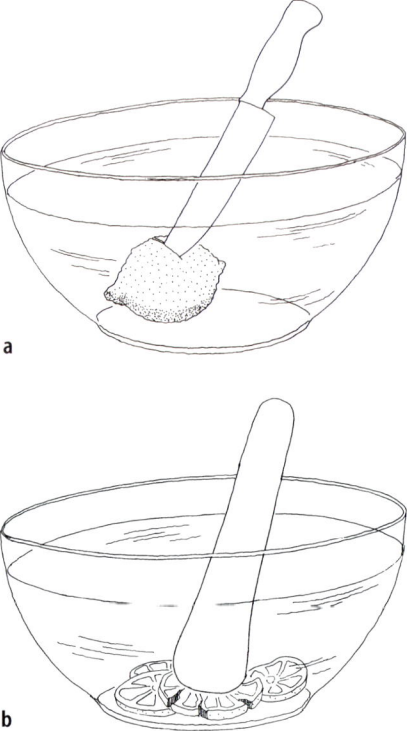

Abb. 24 Brust- oder Halswickel mit Zitrone. **a** Zitrone in Schüssel legen, mit kochendem Wasser übergießen und unter Wasser zerschneiden **b** Ausdrücken der Zitrone unter Wasser mit dem Stößel oder Kochlöffel

Dauer: 20 – 30 min an einem warmen Ort.

Nach dem Abnehmen des Wickels ganz schnell warm anziehen (vorgewärmte Kleidung), ins Bett oder ausruhen lassen.

Achtung

Verbrühungsgefahr! Wenn Ihr Kind fröstelt, Wickel abnehmen und kleinen Patienten warm einpacken. Bei Fieber oder langanhaltendem Husten immer Arzt zu Rate ziehen.

Brustwickel, kühl-feucht

Zutaten
▶ Schüssel mit kühlem Wasser
▶ dünnes Baumwolltuch, das von den Achselhöhlen bis unter den Rippenbogen reicht = Innentuch
▶ dickes Baumwolltuch (Frotteehandtuch), etwas größer als das Innentuch = Zwischentuch
▶ Wolltuch (z. B. breiter Schal), etwas größer als das Zwischentuch = Außentuch

Varianten: dem Wasser etwas Zitronensaft oder Obstessig zufügen

Wirkung
▶ durchblutungsfördernd
▶ fiebersenkend

Der kühl-feuchte Wickel entzieht dem Körper Wärme und senkt so die Temperatur um $1-2\,^\circ$C; gleichzeitig wird durch die reaktive Durchblutungsverstärkung im Brustbereich die Heilung der Bronchitis gefördert.

Nach der Anwendung dieses Wickels wird Ihr Kind besser einschlafen können: die Symptome des hohen Fiebers (Kopfdruck, Unruhe) sind gelindert, die Atmung wird leichter.

Anwendungsgebiete
hochfieberhafte Bronchitis

Durchführung
Das dünne Baumwolltuch ins kühle, nicht eiskalte Wasser tauchen und sehr gut auswringen. Um Brust und Rücken Ihres Kindes legen, so dass es ganz eng und glatt anliegt. Darüber schnell Zwischen- und Wolltuch anbringen, das Kind bis zu den Schultern zudecken (s. Abb. 21, S. 73).

Den Wickel nach ca. 20 min abnehmen, den kleinen Patienten trockenreiben, schnell anziehen und ruhen lassen.

Achtung
Bei Husten mit hohem Fieber immer Arzt zu Rate ziehen. Nicht anwenden, wenn das Kind trotz des hohen Fiebers friert.

Dampfinhalation mit Kamillentee

Zutaten
- 1 große Schüssel oder 1 kleiner Eimer oder 1 großer Kochtopf (sollte standfest sein)
- 1 Handvoll Kamillenblüten (Matricariae flos) [A]
- kochendheißes Wasser (ca. 3 l)
- 1 großes Badehandtuch oder 2 Bettücher oder ein Kinderspielzelt
- für Kinder geeignete Hautcreme

Varianten: bei größeren Kindern (ab 3 Jahre): statt Kamillenbüten 3 Trpf. Thymianöl [A], Eukalyptusöl [A] oder Pfefferminzöl [A] oder auch ein Schuss Apfelessig

Wirkung
- durchblutungsfördernd
- schleimlösend
- entzündungshemmend

Nach dem Inhalieren fühlt sich Ihr Kind für längere Zeit befreit von Kopfdruck, verstopfter Nase, Hustenreiz und verschleimtem Hals.

Anwendungsgebiete

alle Entzündungen der oberen Luftwege:
- Halsentzündung
- Husten
- Schnupfen
- Nasennebenhöhlenentzündung

Durchführung

Ein eher ruhiges Kind nimmt man am besten auf den Schoß und setzt sich mit ihm an einen geeigneten Tisch (richtige Höhe: das Kind muss sein Gesicht gut über das Gefäß halten können). Das Handtuch breitet man über das dampfende Gefäß, den Kopf des Kindes und den eigenen Kopf (Abb. 25a). 5–10 min muss man dann dem kleinen Patienten durch das Erzählen einer Geschichte oder dergleichen die Zeit vertreiben, dabei sollte man sicherheitshalber seine Hände festhalten. Ältere Kinder können natürlich allein inhalieren (s. Abb. 25c).

Die beste Wirkung wird erzielt, wenn das Kind dabei gleichzeitig einen Becher heiße Brühe trinkt.

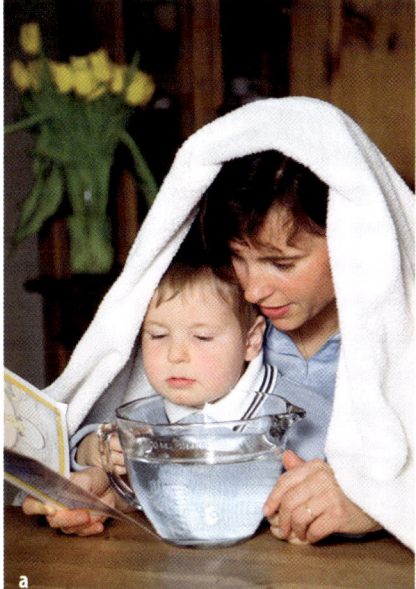

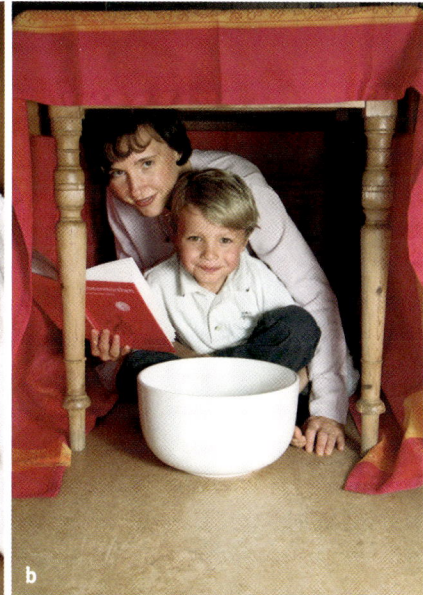

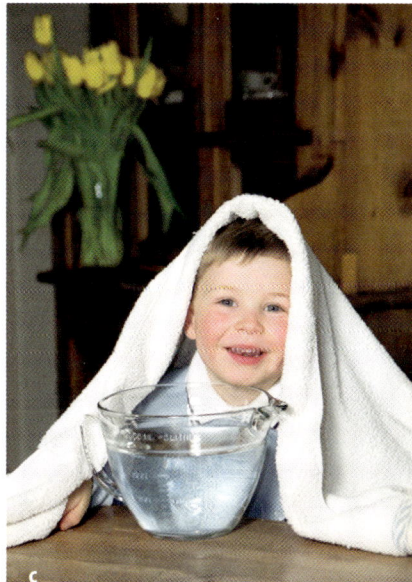

Abb. 25
Dampfinhalation **a** Ein eher ruhiges Kind wird
auf den Schoß genommen **b** Unruhige Kleinkinder inhalieren im Zelt **c** Ältere Kinder können
allein inhalieren

Man kann auch ein oder zwei Betttücher über einen großen Tisch legen, so dass ein Zelt entsteht. Auch ein Kinderspielzelt ist geeignet. Darin sitzt man mit Kind und Dampfgefäß (s. Abb. 25b).

Nach dem Inhalieren ein Handtuch um den Kopf binden oder eine Mütze aufsetzen (ca. 30 min lang), das Gesicht abtrocknen und eincremen.

Achtung

Verbrühungsgefahr durch heißes Wasser. Deshalb müssen Kleinkinder bei der Durchführung *jede Sekunde* unter Beobachtung und Kontrolle eines Erwachsenen sein.

Dinkelkissen

vgl. › Kirschkernkissen

Eibischwurzeltee

Zutaten
- ▶ geschnittene Eibischwurzel (Althaeae radix) [A]
- ▶ 250 ml kaltes Wasser
- ▶ Sieb

Wirkung
- ▶ reizlindernd
- ▶ schleimlösend
- ▶ überzieht entzündete Schleimhäute mit einer Art Schutzschicht

Anwendungsgebiete
- ▶ Schleimhautreizungen im Mund- und Rachenraum
- ▶ trockener Reizhusten

Durchführung 1 EL Eibischwurzel mit 250 ml kaltem Wasser übergießen, 2 – 3 Stunden ziehen lassen, durchsieben.

Kleinkindern mehrmals tgl. 1 TL geben.

Größeren Kindern mehrmals tgl. 1 EL verabreichen oder sie mit Tee gurgeln lassen.

Eichenrindenaufguss

Zutaten
▶ Eichenrinde (Cortex Quercus) [A]
▶ Kochtopf (ca. 1 l fassend)
▶ Sieb
▶ 500 ml Wasser

Wirkung
▶ keimabtötend
▶ entzündungshemmend
▶ pilzhemmend

Anwendungsgebiete
▶ Scheidenentzündung, Vorhautentzündung (Sitzbad)
▶ Schweißfüße, Fußpilz, Blasen (s. → Fußbad mit Eichenrindenaufguss)
▶ Akne (s. → Kompresse mit Eichenrindenaufguss)
▶ nässendes, juckendes Ekzem (atopische Dermatitis, Wangenekzem bei Säuglingen) (s. → Kompresse mit Eichenrindenaufguss)
▶ Frostbeulen

Durchführung 2 EL Eichenrinde mit 500 ml Wasser aufkochen, 10 min bei kleiner Flamme kochen lassen, durchsieben.

Für Fuß- und Sitzbad: den Sud zum Badewasser gießen.

Für Kompressen: Kompressentuch mit dem Sud tränken.

Achtung
Kann benutzte Gefäße und Haut verfärben. Tipp: Zusatz von etwas Zitronensaft verhindert Verfärbungen.

Elektrolytlösung

Ersetzt verlorene Flüssigkeit und verlorene Elektrolyte wie Natrium, Kalium usw.

Mangel an Flüssigkeit und Elektrolyten führt zu Austrocknung des Körpers und Hirnschwellung. Das kann bei Säuglingen und Kleinkindern schnell lebensgefährlich werden. Deshalb ist der Ersatz von Wasser und Elektrolyten im richtigen Verhältnis bei Durchfall das Allerwichtigste. Elektrolytlösung gibt es in jeder Apotheke zu kaufen. Sollte man sie einmal nicht zur Hand haben, kann man sie annäherungsweise selbst herstellen.

Zutaten
▶ 1 l abgekochtes Wasser
▶ 1 Tasse Orangensaft (ca. 150 ml)
▶ 2 gehäufte EL Zucker (besser Traubenzucker)
▶ 1/2 TL Kochsalz
▶ 1 Messerspitze Backpulver

Variante: notfalls Sportler-Drinks (Isostar, Gatorade o. ä.) anbieten (Zusammensetzung nicht ideal)

Wirkung
Ein Kind, das sich durch Durchfall und/oder Erbrechen sehr schlapp und elend gefühlt hat, kommt schnell wieder zu Kräften, sobald es eine ausreichende Menge an Elektrolytlösung bei sich behalten hat.

Anwendungs-gebiete
▶ Magen-Darm-Infektionen
▶ Erbrechen
▶ Kopfschmerzen

Durchführung
Alles gut vermischen, in kleinen Portionen schluckweise zu trinken geben, bei Übelkeit und Erbrechen eher **kühl.**

Achtung
Bei Erbrechen ohne Durchfall schnell zum Arzt, um andere Ursachen (Hirnhautentzündung, Darmverschluss) auszuschließen. Auch bei Durchfall rechtzeitig Arzt hinzuziehen, um Flüssigkeits- und Elektrolytverluste zu beurteilen.

Fencheltee

Zutaten
▶ gequetschte Fenchelsamen (Foeniculi fructus) [A]
▶ 250 ml kochendes Wasser
▶ Sieb

Varianten: bei Blähungen Kümmel, Anis oder Kamille zusetzen

Wirkung
▶ schleimlösend
▶ krampflösend

Anwendungs-
gebiete
▶ Bronchitis
▶ Blähungen
▶ Magen-Darm-Grippe
▶ Erbrechen (Säuglinge)

Durchführung
1 TL gequetschte Fenchelsamen mit 250 ml kochendem Wasser übergießen, 10 min. zugedeckt ziehen lassen, durchsieben.

Bei Husten: 2 – 3 × tgl. eine Tasse trinken lassen.

Bei Blähungen oder Magen-Darm-Beschwerden älterer Kinder: 2 – 3 Tassen pro Tag.

Blähungen bei Säuglingen: bei gestillten Kindern 3 TL vor jeder Mahlzeit, bei Flaschenkindern jedem Fläschchen 3 EL Tee zugeben.

Achtung
Wenn ein Säugling anhaltend erbricht, zügig den Arzt aufsuchen.

Fußbad mit Eichenrindenaufguss

Hausmittel · Teil II

Zutaten
▶ Eichenrinde (Cortex Quercus) [A]
▶ Kochtopf (ca. 1 l fassend)
▶ Sieb
▶ Gefäß für Fußbad
▶ 500 ml Wasser

Wirkung
▶ keimabtötend
▶ entzündungshemmend
▶ pilzhemmend

Anwendungs-
gebiete
▶ Schweißfüße
▶ Blasen
▶ Fußpilz
▶ Frostbeulen

Durchführung
2 EL Eichenrinde mit 1/2 l kaltem Wasser aufkochen und ca. 10 min bei kleiner Flamme kochen lassen, durchsieben, zum Badewasser gießen.

Anwendungsdauer: 5 min.

Varianten: → Fußbad mit Salbei; Verwendung von fertig gekauftem Eichenrindenextrakt **A**

Achtung
Kann benutzte Gefäße und Haut verfärben. Tipp: Zusatz von etwas Zitronensaft verhindert Verfärbungen. Bei Fußpilz ist meistens doch eine vom Arzt verschriebene Salbe notwendig.

Fußbad mit Salbei

Zutaten
▸ Salbeiblätter (Salviae folium) **A**
▸ 250 ml kochendes Wasser
▸ Sieb
▸ Gefäß für Fußbad

Wirkung
▸ schweißhemmend
▸ keimabtötend
▸ entzündungshemmend
▸ pilzhemmend
▸ zusammenziehend

Für einige Stunden lassen Schweißabsonderung und/oder Juckreiz nach.

Anwendungsgebiete
▸ Schweißfüße
▸ Fußpilz

Durchführung
2 EL Salbeiblätter mit 1/2 l kochendem Wasser übergießen, 10 min zugedeckt ziehen lassen, durchsieben, dem Badewasser zusetzen.

Badedauer: 10 min.

Achtung
Bei Fußpilz muß häufig doch eine Salbe vom Arzt verschrieben werden.

Fußbad mit Senfmehl

Zutaten
▸ 1 Gefäß, in dem beide Füße Platz haben und das so hoch ist, dass das Wasser bis zur halben Wade reicht
▸ Badethermometer
▸ 100 g möglichst frisch gemahlenes weißes Senfmehl A
▸ großes Handtuch
▸ Hautöl oder -creme
▸ Wollsocken
▸ Wasser (38 °C)

Wirkung
▸ durchblutungsfördernd
▸ schleimlösend
▸ zusammenziehend
Nach dem Fußbad ist Ihrem Kind wohlig warm. Ein beginnender Infekt ist häufig im Keim erstickt. Der Kopfdruck lässt nach und die vorher verstopfte Nase läuft.

Anwendungsgebiete
▸ beginnende Erkältung
▸ Schnupfen
▸ Stirnhöhlen-, Kieferhöhlenentzündung

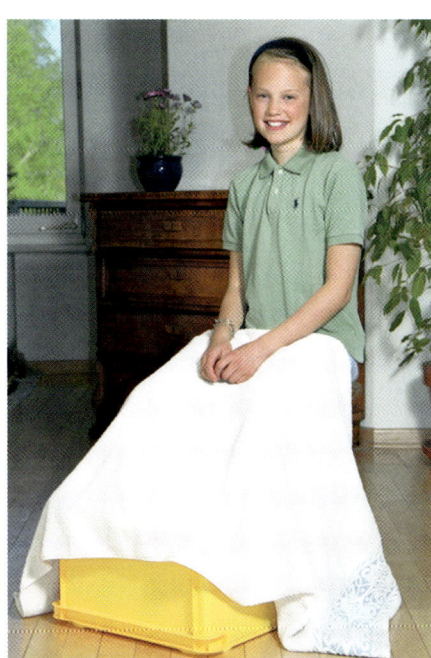

Abb. 26
Senfmehlfußbad. Ein Badetuch schützt vor aufsteigenden Senfmehldämpfen

Durchführung Wasser von ca. 38 °C (mit Badethermometer messen) ins Gefäß füllen. Dann das Senfmehl ins Wasser einrühren. Ihr Kind stellt die Füße ins Wasser, setzt sich und legt ein Handtuch über Beine und Eimer (Abb. 26). Durch das Handtuch kühlt das Wasser nicht so leicht ab und ihr Kind atmet keine Senfmehldämpfe ein. Die Badedauer beträgt 10 min, bei sehr empfindlicher Haut weniger.

Dann die Beine mit lauwarmem Wasser sehr gut abspülen, besonders zwischen den Zehen. Nach dem Abtrocknen Beine und Füße einölen oder cremen, Wollsocken anziehen und warm zugedeckt ausruhen.

Variante: für Kleinkinder oder sehr hautempfindliche Kinder → Kompresse mit Senfmehl

Achtung

Das Bad ruft eine starke Hautrötung und eventuell auch ein leichtes Brennen hervor. Das Senfmehl darf nicht mit den Schleimhäuten in Berührung kommen. Auf Senfmehlreste an den Händen achten! Nur eine Anwendung pro Tag. Nicht für Säuglinge und Kleinkinder geeignet!

Fußbad, ansteigendes

Zutaten
- ▶ 1 Gefäß, in dem beide Füße Platz haben und das so hoch ist, dass das Wasser bis zur halben Wade reicht
- ▶ Bade- oder Fieberthermometer

Variante: dem Wasser 100 g Senfmehl zusetzen (s. auch → Fußbad mit Senfmehl)

Wirkung
- ▶ durchblutungsfördernd
- ▶ kreislaufanregend
- ▶ regt die körpereigene Abwehr an

Nach dem Fußbad lässt das Frösteln eines beginnenden Infektes nach, oft ist der Infekt im Keim erstickt. Hat Ihr Kind schon Schnupfen oder eine Nasennebenhöhlenentzündung, wird der unangenehme Kopfdruck nachlassen und die Nase freier sein.

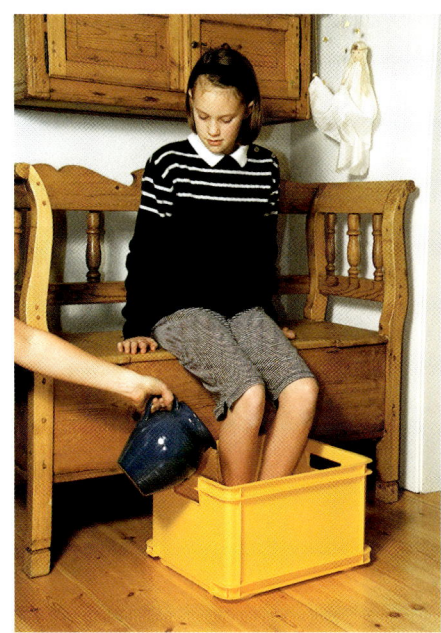

Abb. 27
Ansteigendes Fußbad.
Vorsichtig wird heißes
Wasser nachgegossen

Anwendungs- ▸ beginnende Erkältung
gebiete ▸ Schnupfen
▸ Nasennebenhöhlenentzündung
▸ Kreislaufschwäche

Durchführung Wasser von ungefähr 37,5 °C, also etwa Körpertemperatur, in das Gefäß füllen, dann die Füße hineinstellen. Nach einigen Minuten beginnt man heißes Wasser (vorsichtig!) nachzugießen, alle paar Minuten ein bisschen mehr, bis das Wasser etwa auf 40 °C erwärmt ist (Abb. 27). Nach 10 – 15 min oder bei Schweißausbruch das Bad beenden. Füße gut abtrocknen, Wollsocken anziehen und etwa 1 Stunde warm zugedeckt ruhen.

Achtung

Verbrühungsgefahr! Nicht für Säuglinge und Kleinkinder geeignet!

Gesichtsmaske mit Quark

Zutaten   2–3 EL Magerquark

Wirkung   entzündungshemmend

Anwendungs- Akne
gebiete

Durchführung Das Gesicht gut reinigen, mit dem Quark dünn bestreichen (Augen aussparen), nach 20 min abwaschen.

Achtung
Ungeeignet für Kuhmilchallergiker.

Gurgellösungen

Zutaten
▶ 1 Glas lauwarmes Wasser
▶ Zusatz: 1/3 TL Salz
▶ oder 1 EL Zitronensaft
▶ oder 2 EL Apfelessig

Wirkung
▶ schleimlösend
▶ bakterienhemmend

Anwendungs- Halsschmerzen
gebiete

Durchführung Den Zusatz im lauwarmen Wasser auflösen, mehrmals täglich damit gurgeln. Variation der Zusätze je nach Geschmack.

Varianten: Gurgeln mit Kamillen-, Eibisch- oder Salbeitee

Achtung
Bei Halsentzündung mit hohem Fieber oder eitrigen Belägen immer zum Arzt.

Gurken-Lotion

Zutaten
- ▶ 1 ca. 10 cm langes Stück Salatgurke
- ▶ 150 g Naturjoghurt
- ▶ 1 Baumwolltuch (Stofftaschentuch, ein Stück Mullwindel)
- ▶ 1 grobe Reibe

Wirkung
- ▶ kühlend
- ▶ rückfeuchtend
- ▶ entzündungshemmend

Anwendungs-gebiete
- ▶ Sonnenbrand (ohne Blasenbildung)
- ▶ Verbrennungen oder Verbrühungen ersten Grades

Durchführung Die Gurke schälen und grob raspeln, in ein Baumwolltuch füllen und den Saft ausdrücken. Den saft mit dem Joghurt mischen, auf die geröteten Stellen auftragen, 30 min einwirken lasssen, abwaschen.

Achtung
Bei Sonnenbrand mit Blasenbildung, Übelkeit, Erbrechen, Fieber sofort zum Arzt!

Halswickel mit Archangelica-Salbe

Zutaten
- ▶ 1 dünnes Baumwolltuch in Halsbreite, das etwas kürzer ist als der Halsumfang
- ▶ Archangelica-Salbe A
- ▶ 1 schmaler Wollschal
- ▶ Sicherheitsnadeln

Wirkung abschwellend

Anwendungs-gebiete
- ▶ Lymphknotenschwellungen
- ▶ Pfeiffer'sches Drüsenfieber

Durchführung Das Anlegen eines Halswickels sieht man in Abb. 29, S. 98.

Die Salbe auf das Baumwolltuch streichen und mit der Salbenseite zur Haut hin um den Hals legen. Mit dem Wollschal umwickeln. Den Schal mit Sicherheitsnadeln befestigen.

Anwendungsdauer: mehrere Stunden oder auch über Nacht. Bei Juckreiz vorher entfernen.

Nach dem Abnehmen des Wickels muss der Hals mindestens 30 min warm bedeckt werden.

Achtung
Bei starker Lymphknotenschwellung immer einen Arzt aufsuchen!

Halswickel mit Eukalyptuspaste

Zutaten
▶ Eukalyptuspaste A
▶ 2 Wärmflaschen
▶ Teigschaber
▶ 2 Herrentaschentücher oder dünne Baumwolltücher ähnlicher Größe
▶ 1 schmaler Wollschal
▶ Sicherheitsnadeln

Wirkung
▶ durchblutungsfördernd
▶ stark erwärmend

Anwendungsgebiete
▶ Mumps
▶ Pfeiffer-Drüsenfieber
▶ Lymphdrüsenentzündung (vorher Arzt befragen)
▶ muskulärer Schiefhals
▶ muskuläre Verspannungen aller Art
▶ Nackenschmerzen

Durchführung Die Eukalyptuspaste mit dem Teigschaber so auf ein Herrentaschentuch streichen, dass die bestrichene Fläche etwa Halsbreite hat und etwas kürzer ist als der Halsumfang. Daraus ein längliches Päckchen falten und zwischen den heißen Wärmflaschen erwärmen. Inzwischen das zweite Taschentuch zu einem länglichen Streifen falten (etwas breiter als das Pastenpäckchen). Die Temperatur des Pasten-Wickels an der Innenseite des Unterarms prüfen, dann den Wickel schnell und glatt um den Hals legen, so dass die Wirbelsäule ausgespart bleibt. Darüber das zweite Taschentuch legen, und dann alles mit dem

Wollschal umwickeln. Den Schal mit Sicherheitsnadeln befestigen (s. Abb. 29, S. 98 und 99).

Dauer: bis zum völligen Abkühlen oder auch über Nacht.

Nach dem Abnehmen des Wickels muss der Hals mindestens 30 min warm bedeckt werden.

Achtung
Bei starker Lymphknotenschwellung immer einen Arzt aufsuchen!

Halswickel mit Kartoffeln

Zutaten	▶ 5 mittelgroße Kartoffeln ▶ 1 Küchenhandtuch ▶ 1 Woll- oder Baumwollschal ▶ Sicherheitsnadeln
Wirkung	▶ durchblutungsfördernd ▶ schleimlösend
Anwendungsgebiete	▶ Halsschmerzen ▶ beginnende Halsentzündung
Durchführung	Die Kartoffeln mit Schale weich kochen, zerdrücken und als langen, schmalen Streifen (etwas kürzer als der Halsumfang des Kindes) auf das Küchenhandtuch streichen. Daraus ein langes, schmales Päckchen falten. Dann gründlich die Temperatur prüfen (mindestens eine Minute auf die Innenseite des eigenen Unterarms legen) und erst danach dem Kind um den Hals legen, so dass die Wirbelsäule ausgespart bleibt. Darüber den Schal wickeln und mit Sicherheitsnadeln befestigen (s. Abb. 29, S. 98 und 99).

Der Wickel kann 2–3 Stunden liegen bleiben.

Achtung
Verbrühungsgefahr! Für Kleinkinder eher nicht geeignet.

Teil II **Hausmittel**

Halswickel mit Magerquark

Zutaten
- 1 Päckchen Magerquark (250 g)
- 2 Wärmflaschen oder eine Schüssel für Wasserbad
- Watte
- 1 Teigschaber
- 2 Herrentaschentücher oder dünne Baumwolltücher ähnlicher Größe
- 1 schmaler Schal
- Sicherheitsnadeln

Wirkung
- kühlend
- schmerzstillend

Anwendungsgebiete
- Halsentzündung
- hilfreich als unterstützende Behandlung bei hochfieberhafter Mandelentzündung

Durchführung
Den Quark zwischen 2 heißen Wärmflaschen oder im Wasserbad vorwärmen (dauert gut 10 min). Dann den Quark mit dem Teigschaber etwa 5 mm dick auf die Mitte des einen Taschentuches verteilen und so falten, dass ein längliches Päckchen in Halsbreite und etwas kürzer als der Halsumfang des Patienten entsteht (s. Abb. 19, S. 71). Dieses Päckchen nochmals wärmen. Inzwischen einen Streifen Watte in das zweite Taschentuch einpacken (fusselt sonst), so dass es etwas größer wird als das Quarkpäckchen (s. Abb. 18, S. 62). Dann den Quarkwickel (Temperatur prüfen an der Innenseite des Unterarms) schnell und glatt um den Hals legen, darüber die Watte, und dann das Ganze mit dem Wollschal umwickeln. Den Wollschal mit Sicherheitsnadeln befestigen (s. Abb. 29, S. 98 und 99).

Den Wickel möglichst so lange liegen lassen, bis der Quark getrocknet ist (ca. 3 Stunden).

Nach Abnehmen des Wickels den Hals waschen und noch mindestens 30 min warm bedecken.

Variante: der Wickel kann – besonders bei hohem Fieber – auch kühl angelegt werden

Achtung
Bei hochfieberhafter Halsentzündung oder eitrigen Belägen unbedingt Arzt aufsuchen.

Halswickel mit Zitronenscheiben

Zutaten
- ▶ 1 ungespritzte Zitrone
- ▶ 1 Herrentaschentuch oder dünnes Baumwolltuch ähnlicher Größe
- ▶ 1 schmaler Wollschal oder Baumwollschal
- ▶ Sicherheitsnadeln

Wirkung
- ▶ durchblutungsfördernd
- ▶ schleimlösend

Anwendungs-gebiete
- ▶ beginnende Halsentzündung
- ▶ verschleimter Hals

Durchführung Die Zitrone in dünne Scheiben schneiden, in das Taschentuch einschlagen, so dass ein längliches Päckchen entsteht, das etwas kürzer ist als der Halsumfang des Patienten (Abb. 28). Die Wirbelsäule sollte frei bleiben. Dann das Päckchen kräftig drücken, bis es gut durchsaftet ist. Den Wickel um den Hals

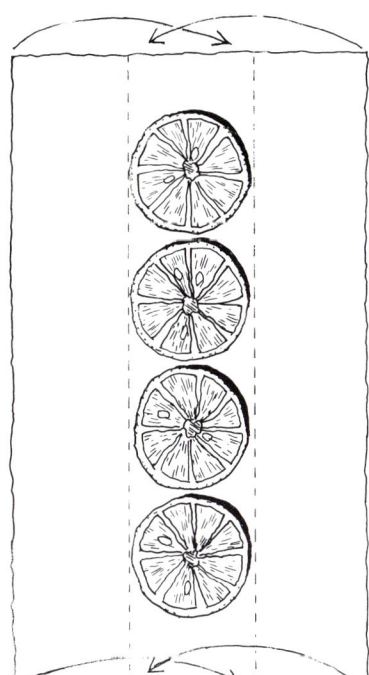

Abb. 28
Halswickel mit Zitronenscheiben. Zitrone in dünne Scheiben schneiden und in ein Taschentuch einschlagen

legen und mit dem Schal gut umwickeln. Den Schal mit Sicherheitsnadeln befestigen (s. Abb. 29, S. 98 und 99).

Anwendungsdauer: 30 – 60 min, bei Juckreiz vorher abnehmen.

Nach dem Abnehmen des Wickels den Hals waschen und noch ca. 30 min. warm bedecken.

Variante: → Halswickel, kalt mit Zitronensaft

Achtung
Für Säuglinge und Kleinkinder nicht geeignet, denn deren Haut ist noch zu empfindlich.

Halswickel, heiß mit Zitrone

Zutaten
▶ 1 Schüssel (ca. 3 l fassend)
▶ 2 l kochendes Wasser
▶ Messer und Gabel
▶ 1 ungespritzte Zitrone
▶ 1 Herrentaschentuch oder dünnes Baumwolltuch ähnlicher Größe
▶ 1 schmaler Wollschal (wahlweise Baumwollschal)
▶ 1 Auswringtuch (z. B. Gästehandtuch)
▶ Gummihandschuhe
▶ 1 Stößel oder Kochlöffel
▶ Sicherheitsnadeln

Wirkung
▶ durchblutungsfördernd
▶ schleimlösend

Anwendungsgebiete
▶ beginnende Halsentzündung
▶ verschleimter Hals

Durchführung Das dünne Baumwolltuch (Taschentuch) so falten, dass es etwa Halsbreite hat, aber nicht ganz um den Hals herumreicht (die Wirbelsäule soll frei bleiben). Von den Enden her zur Mitte hin aufrollen (s. Abb. 11, S. 49). Auf das Auswringtuch legen und einrollen, so dass eine längliche Rolle mit verzwirbelten Enden wie bei einem Knallbonbon entsteht. Die Zitrone in die Schüssel legen, mit kochendem Wasser übergießen, unter Wasser mit Messer und Gabel zerschneiden und mit dem Stößel oder Kochlöffel zerdrücken (s. Abb. 24, S. 78). Dann die Tücher so ins Zitronenwasser tauchen, dass die Enden des Auswringtuches nicht nass werden, vollsaugen lassen, mit Hilfe des Auswringtuches so stark wie möglich auswringen (s. Abb. 15; S. 59). Den Wickel aus dem Auswringtuch herausnehmen. Dem Kind den Wickel so heiß, wie es eben noch ertragen wird, anlegen (die Temperatur an der Innenseite des eigenen Unterarms prüfen), dann schnell den Wollschal darüber anbringen, mit Sicherheitsnadeln befestigen (s. Abb. 29, S. 98 und 99)

Dauer: 10 min an einem warmen Ort.

Nach dem Abnehmen des Wickels muss der Hals noch für einige Zeit warm bedeckt bleiben (Wollschal).

Varianten: möglich auch nur mit heißem Wasser, → Halswickel mit Magerquark, → Halswickel mit Zitronenscheiben

Achtung
Verbrühungsgefahr. Bei hochfieberhafter Halsentzündung oder eitrigen Belägen immer zum Arzt.

Halswickel, kalt

Zutaten
- ▶ 1 Herrentaschentuch aus dünner Baumwolle (oder dünnes Baumwolltuch ähnlicher Größe)
- ▶ 1 Wollschal oder Baumwollschal (kratzt nicht)
- ▶ Sicherheitsnadeln

Wirkung
- ▶ schmerzstillend
- ▶ durchblutungsfördernd

Wenn man den Wickel vor dem Schlafengehen anlegt und über Nacht liegen lässt, kühlt er zunächst angenehm und lindert die Halsschmerzen. Morgens ist das Tuch trocken und warm, und häufig sind die Halsschmerzen weg.

Anwendungsgebiete
- ▶ Halsschmerzen
- ▶ Schluckbeschwerden
- ▶ Mandelentzündung

Durchführung | Das Taschentuch so falten, dass es Halsbreite hat, aber nicht ganz um den Hals herumreicht (die Wirbelsäule soll frei bleiben). In kühles, nicht eiskaltes Wasser tauchen, sehr gut auswringen (darf nicht mehr tropfen), dem Patienten um den Hals legen. Darüber den Schal so befestigen, dass das feuchte Baumwolltuch nirgends herausschaut (Abb. 29).

Anwendungsdauer: ca. 1 Stunde, kann mehrmals pro Tag durchgeführt werden oder über Nacht.

Varianten: statt Wasser frisch ausgepressten Zitronensaft nehmen, dem Wasser einen Schuss Zitronensaft oder Obstessig hinzufügen.

Achtung
Bei hochfieberhafter Halsentzündung oder eitrigen Belägen immer zum Arzt! Zitronenwickel bei Juckreiz sofort abnehmen, Hals abwaschen.

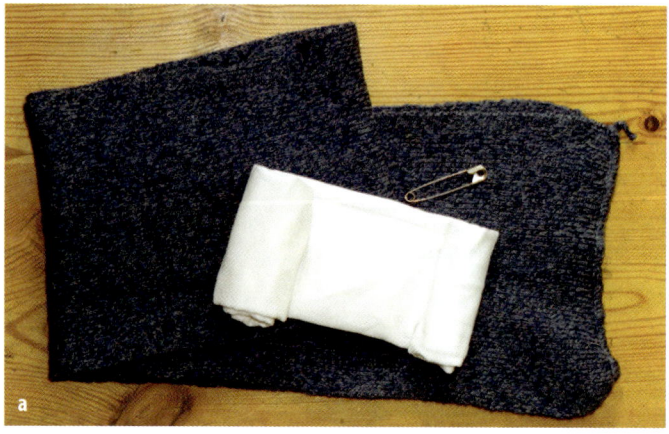

Abb. 29a Benötigte Utensilien: feuchtes Baumwolltuch (=Wickel), Schal, Sicherheitsnadel)

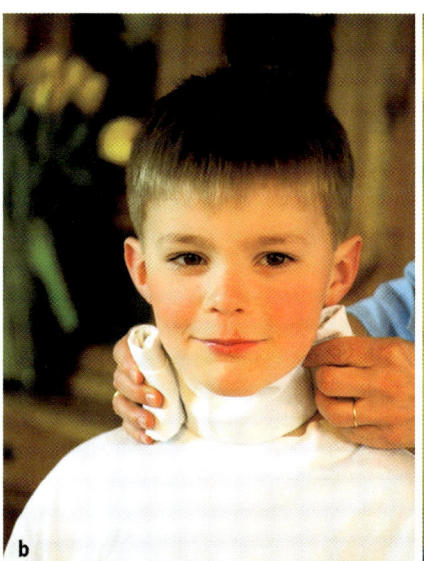

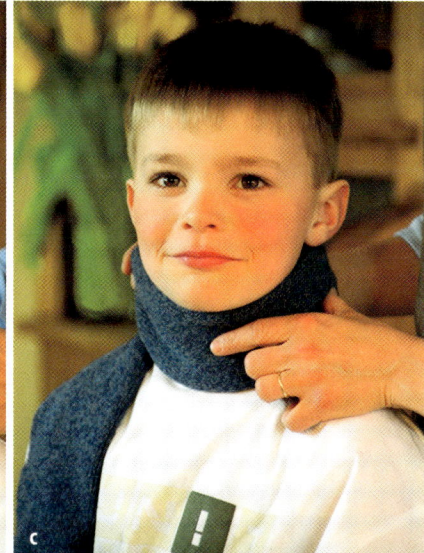

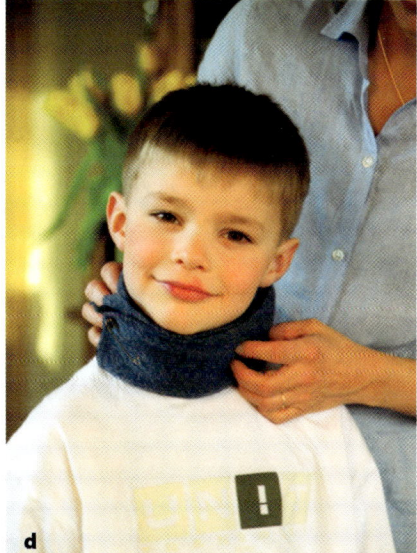

Abb. 29b – d
b Anlegen des Wickels **c** Befestigung des Schals über dem Wickel **d** Das feuchte Baumwolltuch sollte vollständig von dem Schal bedeckt sein. Der Schal wird mit einer Sicherheitsnadel befestigt

Heidelbeertee

Zutaten
- ▶ getrocknete Heidelbeeren (Myrtilli fructus) Ⓐ
- ▶ kleiner Kochtopf (ca. 1 l fassend)
- ▶ 1 Sieb
- ▶ 500 ml Wasser

Wirkung
- ▶ bakterienabtötend
- ▶ giftbindend
- ▶ zusammenziehend
- ▶ stuhlfestigend

Anwendungs- Durchfall
gebiete

Durchführung 3 gehäufte EL getrocknete Heidelbeeren (Abb. 30) mit ca. 500 ml Wasser aufkochen, 10 min auf kleiner Flamme kochen lassen, durchsieben.

Über den Tag verteilt in kleinen Schlucken trinken lassen.

Achtung
Rechtzeitig Arzt aufsuchen, um Flüssigkeits- und Elektrolyt-verluste zu erkennen. Zusätzlich Elektrolyte ersetzen!

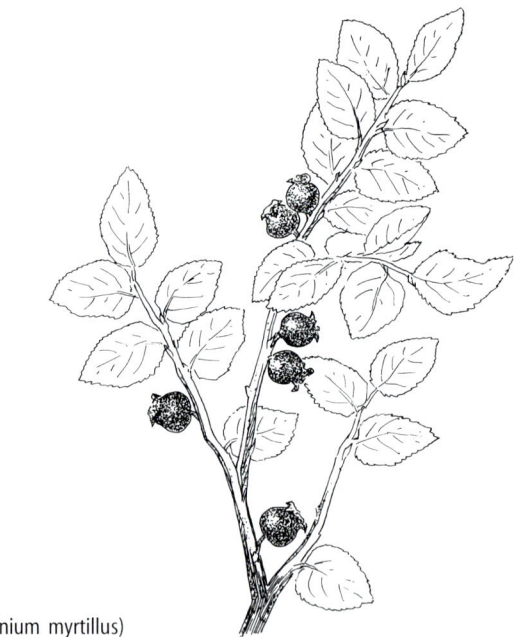

Abb. 30
Heidelbeere (Vaccinium myrtillus)

Heublumensack

Einsatzbereich wie → Kirschkernkissen und → Dinkelkissen. Im Gegensatz zu diesen aber nur sehr begrenzt haltbar (Gefahr von Schimmelpilz!), zudem wegen der weitverbreiteten Pollenallergien für viele nicht geeignet.

Hirtentäschelkraut-Aufguss

Zutaten
▶ Hirtentäschelkraut (*Capsella bursa-pastoris*)
▶ 150 ml kochendes Wasser

Wirkung
blutungsstillend

Anwendungsgebiete
▶ oberflächlich blutende Wunden
▶ Nasenbluten

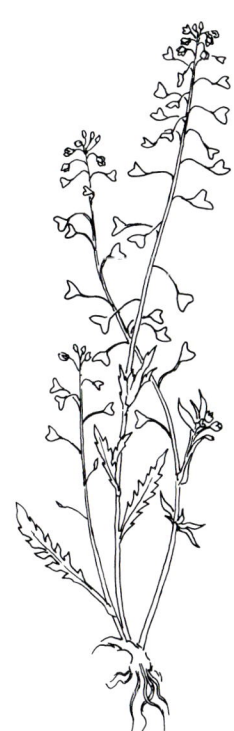

Abb. 31
Hirtentäschelkraut *(Capsella bursa-pastoris)*

Teil II Hausmittel

Durchführung 2 EL Hirtentäschelkraut mit 150 ml kochendem Wasser übergießen, zugedeckt 10 min ziehen lassen, durchsieben.

Dann als Kompresse auf die blutende Wunde. Bei Nasenbluten in die Nase einträufeln oder „hochschnupfen" lassen.

Holunderbeersaft

Zutaten
▸ 125 ml Holunderbeersaft
▸ Honig oder Zucker
▸ nach Geschmack Orangen- und Zitronensaft
▸ 1 Stück Stangenzimt (3 cm)
▸ 1 Gewürznelke
▸ 125 ml Wasser

Wirkung schweißtreibend

Nach einem Becher mit heißem Holunderbeersaft lässt das Frösteln eines beginnenden Infektes nach. Das kratzende Gefühl im Rachen wird gemildert.

Anwendungs-
gebiete
▸ fieberhafte Infekte
▸ beginnende Erkältung

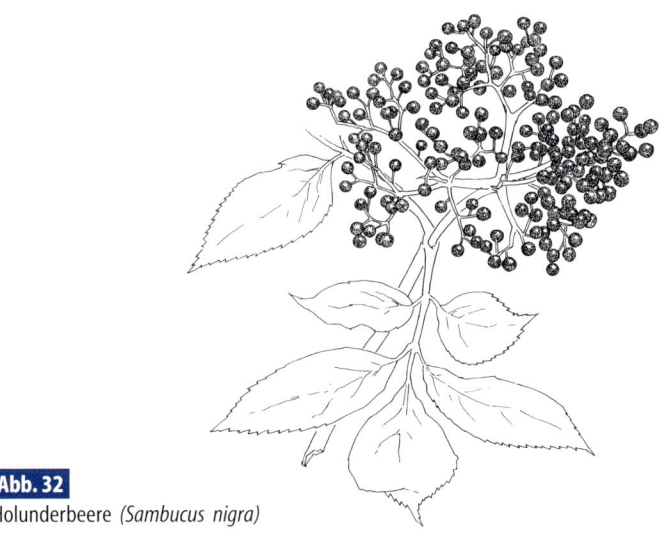

Abb. 32
Holunderbeere *(Sambucus nigra)*

Durchführung Wird aus reifen Holunderbeeren gewonnen (Abb. 32). Zu gleichen Teilen Holunderbeersaft und Wasser (je 125 ml) mit
einem ca. 3 cm langen Stück Stangenzimt und einer Gewürznelke erhitzen, mit Honig oder Zucker süßen, dann erst Zitro-
nen- und Orangensaft zugeben (aus jeweils 1/2 Zitrone und
Orange, frisch ausgepresst).

Achtung
**Honig, der nicht sachgerecht verarbeitet wurde, kann ein Bak-
teriengift (Botulinustoxin) enthalten, das bei Säuglingen und
Kleinkindern eine tödliche Atemlähmung verursachen kann.**

Holunderblütentee

Zutaten
- Holunderblütentee (Sambuci flos) [A]
- Honig
- Zitronensaft
- 250 ml Wasser

Wirkung
- schweißtreibend
- schleimlösend

Nach einem Becher mit heißem Holunderblütentee lässt das
Frösteln bei einem beginnenden Infekt nach, Ihr Kind fühlt
sich insgesamt wohler.

**Anwendungs-
gebiete**
- fieberhafte Infekte
- beginnende Erkältung

Durchführung 1 TL Holunderblüten (Abb. 33) mit 250 ml kochendem Wasser
übergießen, 10 min ziehen lassen, durchsieben, mit etwas Honig süßen. Nach Geschmack Zitronensaft zufügen. Möglichst
heiß trinken lassen (angenehm, wenn Ihr Kind bei ansteigendem Fieber friert), bei sehr hohem Fieber lauwarme Trinktemperatur.

Pro Tag 3 – 5 Tassen.

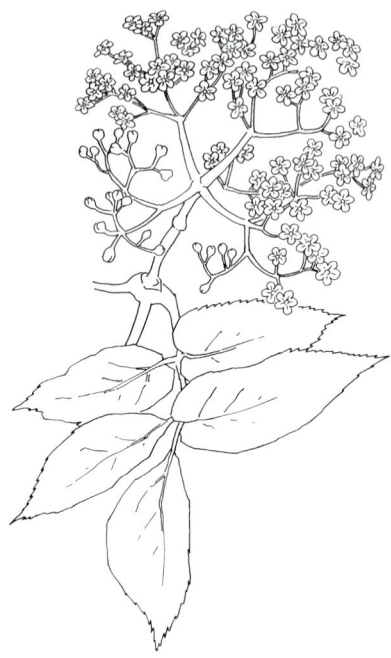

Achtung

Honig, der nicht sachgerecht verarbeitet wurde, kann ein Bakteriengift (Botulinustoxin) enthalten, das bei Säuglingen und Kleinkindern eine tödliche Atemlähmung verursachen kann.

Honigmilch

Zutaten
▸ 1 Becher Milch
▸ 1 TL Honig

Variante: eine Messerspitze Butter hinzugeben

Wirkung
▸ beruhigt gereizte Rachenschleimhaut
▸ schlaffördernd

Der lästige Hustenreiz lässt schnell nach, und das Kind kann endlich einschlafen. Als Nebeneffekt fördert die warme Milch den Schlaf.

Anwendungs- **gebiete**	▸ Reizhusten
	▸ Schlafstörungen
	▸ Halsschmerzen

Durchführung   Milch erwärmen, Honig darin auflösen.

Unmittelbar vor dem Schlafengehen in kleinen Schlucken trinken lassen.

Achtung

Honig, der nicht sachgerecht verarbeitet wurde, kann ein Bakteriengift (Botulinustoxin) enthalten, das bei Säuglingen und Kleinkindern eine tödliche Atemlähmung verursachen kann.

Hustentee-Mischungen

Zutaten   *Mischung 1:*
- ▸ 50 g Süßholzwurzel (Liquiritiae radix) **A**
- ▸ 20 g Schlüsselblumenwurzel (Primulae radix) **A**
- ▸ 30 g Eibischwurzel (Althaeae radix) **A**
- ▸ 10 g Anis (Anisi fructus) **A**
- ▸ 125 ml Wasser

Mischung 2:
- ▸ 10 g Fenchelsamen (Foeniculi fructus) **A**
- ▸ 10 g Anissamen (Anisi fructus) **A**
- ▸ 15 g Spitzwegerichkraut (Plantaginis herba) **A**
- ▸ 15 g Malvenblüten (Malvae flos) **A**
- ▸ 125 ml Wasser

Mischung 3:
- ▸ 25 g Fenchelsamen (Foeniculi fructus) **A**
- ▸ 25 g Spitzwegerichkraut (Plantaginis herba) **A**
- ▸ 25 g Süßholzwurzel (Liquiritae radix) **A**
- ▸ 25 g Thymiankraut (Thymi herba) **A**
- ▸ 125 ml Wasser

Wirkung
- ▸ schleimlösend
- ▸ reizmindernd
- ▸ hustenstillend

Anwendungs-gebiete Husten

Durchführung 1 EL Teemischung mit 250 ml kochendem Wasser überbrühen, 10 min zugedeckt ziehen lassen, nach Geschmack mit Honig süßen.

Mehrmals tgl. 1 Tasse trinken lassen.

Achtung
Honig, der nicht sachgerecht verarbeitet wurde, kann ein Bakteriengift (Botulinustoxin) enthalten, das bei Säuglingen und Kleinkindern eine tödliche Atemlähmung verursachen kann.

Ingwertrunk

Zutaten
- 1 daumengroßes Stück frische Ingwerwurzel (erhältlich in jedem guten Obst- und Gemüsegeschäft)
- 1 l kochendes Wasser
- 1–2 EL Zucker oder Honig
- 1 Teesieb
- 1 Reibe

Wirkung
- schleimlösend
- durchblutungsfördernd
- kreislaufanregend
- darmreinigend
- beruhigt Magen und Darm

Bei Erkältung löst sich nach einem Becher mit heißem Ingwertrunk der Schleim im Nasen- und Rachenraum, Ihr Kind bekommt wieder besser Luft.

Anwendungs-gebiete
- Erkältung
- Schnupfen
- Nasennebenhöhlenentzündung
- Übelkeit
- Blähungen
- Reisekrankheit
- Erschöpfung

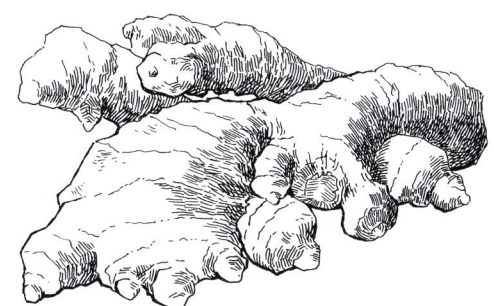

Abb. 34
Ingwerwurzel
(Zingiber officinale)

Durchführung   Die Ingwerwurzel (Abb. 34) schälen und fein reiben. Mit dem kochenden Wasser übergießen und 10 min ziehen lassen. Dann durchsieben und nach Geschmack süßen.

Bei Erkältungskrankheiten möglichst heiß trinken.

Bei Reisekrankheit/Übelkeit kühl verabreichen.

Im Sommer ist kühler Ingwertrunk – wenn man Ingwer mag – auch ein gutes Erfrischungsgetränk, das nebenbei ein wenig vor Magen-Darm-Infekten schützt.

Achtung
Honig, der nicht sachgerecht verarbeitet wurde, kann ein Bakteriengift (Botulinustoxin) enthalten, das bei Säuglingen und Kleinkindern eine tödliche Atemlähmung verursachen kann.

Kamillentee

Zutaten
- lose Kamillenblüten (Matricariae flos) [A] (Filterbeutel enthalten fast nur Kamillenkraut und sind fast völlig wirkungslos)
- 250 ml kochendes Wasser
- 1 Sieb

Wirkung
- entzündungshemmend
- darmreinigend
- geruchsbindend
- krampflösend

**Anwendungs-
gebiete**

äußerlich:
▸ Entzündungen der Haut und Schleimhäute (Mundschleim-
   haut, Zahnfleisch, Anal- und Genitalbereich
▸ Atemwegserkrankungen

innerlich:
▸ Blähungen
▸ Magen-Darm-Verstimmung

Durchführung 1 EL Kamillenblüten (Abb. 35) mit 250 l kochendem Wasser
übergießen, 10 min zugedeckt ziehen lassen, durchsieben.

Innerlich: mehrmals tgl. eine Tasse trinken lassen.

Äußerlich: entsprechend größere Menge Tee herstellen. Durchführung s. → Sitzbad mit Kamille, → Bauchkompresse, feucht-
warm mit Kamillentee, → Dampfinhalation mit Kamillentee.

Bei Entzündungen des Mund- und/oder Rachenraumes: mehrmals tgl. spülen oder gurgeln.

Achtung
**Kamillentee nicht zur Behandlung entzündeter Augen anwen-
den. Der Teeaufguss enthält feine Blütenpartikel, die auf die
Augen zusätzlich reizend wirken können.**

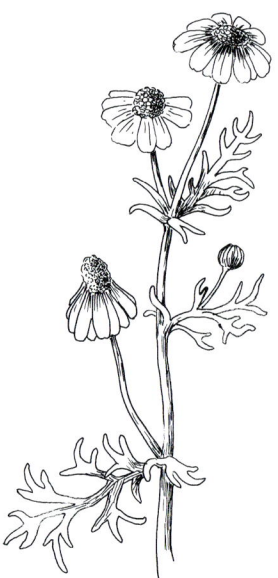

Abb. 35
Kamille *(Matricaria chamomilla)*

Karottensuppe

Zutaten
▶ Karotten (geschält 500 g)
▶ Salz
▶ Mixer oder Pürierstab
▶ 1 l Wasser

Wirkung
▶ stuhlfestigend
▶ giftbindend

Anwendungs-gebiete
▶ Durchfall
▶ Magen-Darm-Infektionen

Durchführung Karotten schälen und klein schneiden und in 1 l Wasser ca. 1 Stunde weich kochen. Mit dem Pürierstab (Mixer) pürieren und mit abgekochtem Wasser zu einer Gesamtmenge von 1 l auffüllen. Einen knapp gestrichenen Teelöffel Kochsalz (3 g) dazugeben. Von dieser Suppe immer wieder kleine Portionen zu trinken geben (gegebenenfalls Babyflasche mit Breisauger benutzen).

Varianten: ein Gläschen Frühkarotten mit abgekochtem Wasser zu Suppe verdünnen, etwas Kochsalz zugeben; Mischung mit Reisschleim

Achtung
Rechtzeitig Arzt hinzuziehen, um Flüssigkeits- und Elektrolytverluste abzuschätzen. Elektrolyte ersetzen (vgl. → Elektrolytlösung)!

Kirschkernkissen

(**Dinkelkissen** etc. können genauso angewendet werden und wirken gleich oder ähnlich.)

Zutaten
▶ ein fertiges Kirschkernkissen oder Dinkelkissen

Sie können ein solches Kissen fertig kaufen (Apotheke/Naturkostladen/Reformhaus) oder auch selbst anfertigen. Für ein Kissen von 20 × 20 cm benötigen Sie ca. 400 g saubere, absolut trockene Kirschkerne.

Beim Entkernen der Kirschen müssen Sie darauf achten, dass möglichst kein Fruchtfleisch am Kern bleibt. Die Kerne kochen Sie gut aus, waschen sie noch einmal und trocknen sie gründlich, entweder im Backofen bei ca. 70 °C oder in der Sonne, dabei mehrmals wenden. Die so behandelten Kerne füllen Sie in einen Kissenbezug aus Baumwollstoff.

Wirkung

warm:
▶ schmerzlindernd bei Bauchschmerzen
▶ schmerzlindernd, entspannend, durchblutungsfördernd bei Muskelverspannungen
▶ entspannend bei Einschlafstörungen

kalt:
▶ entzündungshemmend
▶ durchblutungsfördernd
▶ abschwellend

Anwendungs-gebiete

warm:
▶ Blähungen
▶ Blasenentzündungen
▶ Muskelverspannungen
▶ Einschlafstörungen

kalt:
▶ Milchstau
▶ Kopfschmerzen
▶ Gelenkschmerzen
▶ Prellungen
▶ Verstauchungen

Durchführung

warm:
▶ auf die Heizung legen (lauwarm)
▶ im Backofen bei 150 °C ca. 5 min erhitzen (Vorsicht Brandgefahr!)
▶ in der Mikrowelle bei 600 Watt ca. 5 min erwärmen (Vorsicht Brandgefahr!)

kalt:
▶ in eine Plastiktüte stecken, für ca. 1 Stunde in den Gefrierschrank legen

Achtung

Vor Anwendung bei Bauchschmerzen ernsthafte Erkrankungen durch den Arzt ausschließen lassen.

─────── **Klistier mit Kamillentee** ░░░░░░░░░░░░░

Zutaten
- ca. 1 l lauwarmer → Kamillentee
- 1 Einlaufballon (die Größe des Ballons je nach Alter des Kindes wählen) **A**
- Vaseline
- 1 Gummi- oder Plastikunterlage
- 1 Frotteehandtuch
- für Kleinkinder: Töpfchen

Wirkung   abführend

Anwendungs-gebiete   Verstopfung

Durchführung   Die Plastikunterlage auf das Bett legen, darüber das Handtuch. Die Temperatur des Tees noch einmal sorgfältig prüfen (darf nicht wärmer als 37 °C) sein. Den Einlaufballon mit Kamillentee füllen, das Ansatzstück von außen mit Vaseline einfetten. Nun legt sich der kleine Patient auf die linke Seite (auf das Handtuch). Das eingefettete Ansatzstück des Einlaufballons sehr vorsichtig ca. 3 cm weit in den After einführen, den Tee sehr langsam und gleichmäßig in den Darm drücken. Den leeren Ballon zusammengedrückt lassen und vorsichtig herausziehen.

Bei Kleinkindern nun die Pobacken zusammendrücken, der Tee sollte möglichst 10 min im Darm bleiben. Dann je nach Alter des Kindes eine Windel umlegen, auf das Töpfchen setzen oder zur Toilette schicken.

Achtung
Nicht regelmäßig anwenden, besser durch ballaststoffreiche Nahrung und ausreichend Flüssigkeit vorbeugen (vgl. → Verstopfung).

─────── **Kochsalz-Nasentropfen** ░░░░░░░░░░░░░

Zutaten
- 1 l abgekochtes Wasser
- 9 g Kochsalz (oder Meersalz)

Hausmittel

Teil II

▸ 1 Pipette **A** oder ein Fläschchen mit Sprühaufsatz (z. B. eine alte Nasensprayflasche, gut mit heißem Wasser ausspülen)

Variante: 20%ige Calendula-Essenz **A** im Verhältnis 1 : 9 zur Salzlösung geben

Wirkung
▸ schleimlösend
▸ abschwellend

Nach Anwendung der Lösung kann Ihr Kind wieder freier atmen. Feste Krusten in der Nase lösen sich und lassen sich leicht entfernen (besonders wichtig bei Säuglingen).

Anwendungs-gebiete
▸ Schnupfen
▸ als unterstützende Behandlung bei Ohrenschmerzen (in die **Nase** träufeln)

Durchführung Indem man das Salz (genau 9 g mit einer Briefwaage abwiegen) in 1 l abgekochtem Wasser auflöst, erhält man eine physiologische Kochsalzlösung. Mehrmals tgl. 3 – 5 Tropfen oder 2 Sprühstöße in jedes Nasenloch geben, bei Säuglingen jeweils vor der Mahlzeit. Die Salzlösung sollte alle 2 Tage erneuert werden.

Achtung
Bei eitrigem Schnupfen Arzt aufsuchen.

Kohlwickel

Zutaten
▸ mehrere frische Weißkohl- oder Wirsingkohlblätter
▸ 1 Glasflasche
▸ 1 Baumwolltuch (Taschentuch, Mullwindel) oder eine Mullbinde zum Befestigen der Kohlblätter

Wirkung
▸ entzündungshemmend
▸ abschwellend

Anwendungs-gebiete
▸ Gelenkschmerzen
▸ Prellungen
▸ Insektenstiche

Durchführung   Nehmen Sie frische, möglichst grüne und dicke Blätter. Die Blätter waschen, trocknen, eventuell die Mittelrippe herausschneiden. Eine Glasflasche über das Blatt rollen, bis der Saft austritt. Ein oder mehrere Blätter (dachziegelartig) über das Gelenk legen, mit einem Tuch oder einer Binde befestigen. Den Wickel mindestens eine Stunde, höchstens aber 12 Stunden liegen lasssen.

Achtung

Bei anhaltenden bzw. zunehmenden Beschwerden, bei Fieber und Gelenkschwellung zum Arzt gehen, um gefährliche Ursachen (Rheuma, Tumor, Entzündung, Bruch) auszuschließen.

Kompresse mit Arnikaessenz

Zutaten
- ▶ Arnikaessenz 20 % (A)
- ▶ 1 Maßeinheit (z. B. Esslöffel, Messbecher)
- ▶ 1 Schüssel
- ▶ Kompressen- oder Umschlagtuch aus dünner Baumwolle (Herrentaschentuch, Geschirrtuch oder ähnliches)
- ▶ Sicherheitsnadeln, eventuell Mullbinde oder 2. Baumwolltuch zum Befestigen der Kompresse
- ▶ Handtuch
- ▶ Plastikunterlage

Wirkung
- ▶ kühlend
- ▶ abschwellend
- ▶ schmerzstillend

Anwendungsgebiete
- ▶ Blutergüsse
- ▶ Quetschungen
- ▶ Verstauchungen
- ▶ Prellungen
- ▶ Insektenstiche

Durchführung   Arnikaessenz mit kühlem, aber nicht eiskaltem Wasser 1 : 10 verdünnen (1 Teil Arnikaessenz + 9 Teile Wasser).

Das Kompressentuch auf gewünschte Größe falten, mit der Mischung vollsaugen lassen und ausdrücken. Unter den zu behandelnden Körperteil legt man erst die Plastikunterlage,

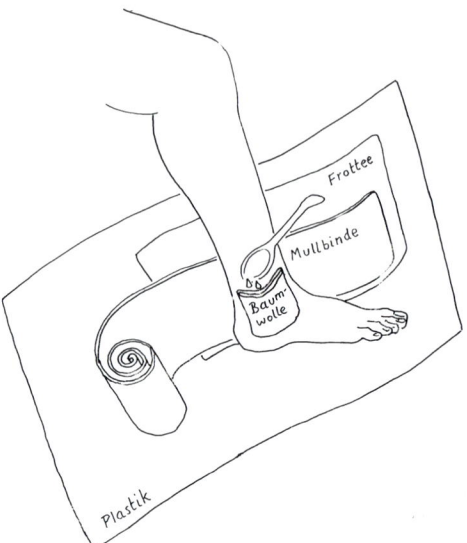

Abb. 36
Kompresse mit Arnika-
essenz. Unter den zu
behandelnden Körper-
teil legt man erst die
Plastikunterlage,
darüber das Handtuch.
Befestigen der mit
Arnikaessenz getränk-
ten Kompresse mit
einer Mullbinde.

dann das Handtuch. Dann befestigt man die Kompresse
(Abb. 36). Anwendungsdauer: mehrere Stunden, solange es angenehm ist.

Hin und wieder frisch anfeuchten, indem man mit einem Löffel
etwas von der Mischung unter die Kompresse gießt.

Variante: Kompresse mit → Arnikaaufguss.

Achtung

**Nicht für offene Wunden geeignet. Niemals innerlich anwen-
den: *giftig!* Möglichkeit einer Kontaktallergie.**

Kompresse mit Eichenrindenaufguss

Zutaten
▶ Eichenrinde (Cortex quercus) **A**
▶ kleiner Kochtopf
▶ Sieb
▶ dünnes Baumwolltuch (z. B. Herrentaschentuch)
▶ Sicherheitsnadeln oder 2. Tuch zur Befestigung der Kompresse
▶ 500 ml kaltes Wasser

Variante: statt Eichenrindenaufguss: Verwendung von Eichenrindenextrakt **A**

Wirkung
▶ entzündungshemmend
▶ zusammenziehend
▶ juckreizstillend

Anwendungs-gebiete
▶ nässendes, juckendes Ekzem (atopische Dermatitis, Wangen-ekzem bei Säuglingen)
▶ Akne

Durchführung
2 EL Eichenrinde mit 500 ml kaltem Wasser zum Kochen brin-gen, 10 min auf kleiner Flamme kochen lassen, durchsieben, abkühlen lassen.

Das Tuch auf gewünschte Größe falten, mit dem Eichenrinden-aufguss tränken und gut ausdrücken. Auf die befallene Haut-stelle legen und befestigen (s. Abb. 13, S. 50).

Bei Wangenekzem: das mit kühlem Aufguss getränkte Tuch mit der flachen Hand und sanftem Druck auf die Wange legen; manchmal wird Betupfen als angenehmer empfunden.

Anwendungsdauer: 20 min, auch mehrmals täglich.

Achtung
Vorsicht: kann benutzte Gefäße verfärben. Tipp: Zusatz von Zitronensaft kann Verfärbung verhindern.

Kompresse mit Hamameliswasser

Zutaten
▶ Hamameliswasser (Aqua Hamamelidis) [A]
▶ 1 Baumwolltaschentuch
▶ 1 Mullbinde
▶ Sicherheitsnadeln

Wirkung
entzündungshemmend

Anwendungs-gebiete
▶ Schürfwunden und ähnliche kleinere Verletzungen
▶ Hautentzündungen
▶ Akne
▶ atopische Dermatitis (Neurodermitis)

Durchführung Hamameliswasser 1 : 3 mit Wasser verdünnen, das auf Wund-
größe gefaltete Taschentuch damit tränken, auf die Verletzung
legen und mit der Mullbinde (Sicherheitsnadeln) befestigen
(Abb. 37).

Anwendungsdauer: ca. 30 min, auch mehrmals täglich.

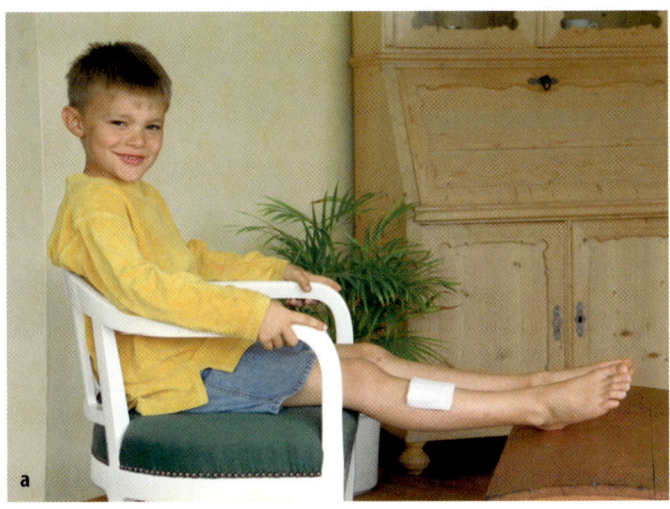

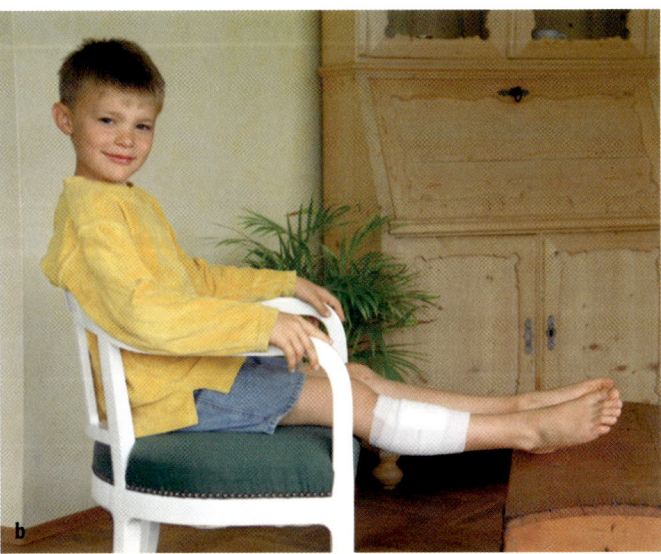

Abb. 37 Kompresse. **a** Auflegen des Kompressentuches **b** Befestigen der Kompresse mit einer Mullbinde

Kompresse mit Johanniskrautöl

Zutaten
- ▶ 1 sterile Mullkompresse oder ein sauberes, heiß gebügeltes Baumwolltaschentuch
- ▶ Johanniskrautöl [A]
- ▶ 1 Mullbinde
- ▶ Sicherheitsnadel

Wirkung
- ▶ entzündungshemmend

Anwendungsgebiete
- ▶ Verbrennungen 1. Grades
- ▶ Sonnenbrand

Durchführung
Brandwunde zunächst gut kühlen (s. → Verbrennung/Verbrühung).

Kompresse oder Taschentuch mit Johanniskrautöl beträufeln, mit der Mullbinde über der Verbrennung befestigen (s. Abb. 37).

Bei Sonnenbrand: gerötete Hautstellen mit Johanniskrautröl einreiben. Wenn kleinere Bereiche sehr gerötet sind: Kompresse auflegen.

Achtung
Bei Verbrennungen 2. und höheren Grades (Blasenbildung) immer zum Arzt.

Kompresse mit Magerquark

Zutaten
- ▶ 250 g Magerquark
- ▶ Kompressentuch (Herrentaschentuch, Geschirrtuch, je nach Größe)
- ▶ 1 Teigschaber
- ▶ Sicherheitsnadeln, eventuell 2. Tuch zur Befestigung der Kompresse

Variante: bei Sonnenbrand statt Magerquark Buttermilch verwenden

Wirkung	▶ kühlend
	▶ schmerzstillend
	▶ entzündungshemmend

Anwendungs-	▶ Verstauchungen
gebiete	▶ Prellungen
	▶ Blutergüsse
	▶ Sonnenbrand
	▶ Milchstau
	▶ Brustentzündung

Durchführung Den Quark mit dem Teigschaber auf das Kompressentuch auftragen (so groß, wie die zu behandelnde Hautfläche). Dann das Tuch von allen 4 Seiten her einschlagen, damit der Quark nicht herausquellen kann (s. Abb. 19, S. 71). Die Kompresse so auflegen, dass nur eine Stoffschicht zwischen Haut und Quark ist, mit Nadeln oder Tuch befestigen (s. Abb. 37, S. 116).

Anwendungsdauer: bis der Quark beginnt, sich zu erwärmen (ca. 20 min).

Achtung
Nicht geeignet für Kuhmilchallergiker. Bei Brustentzündung sehr auf Hygiene achten: das Kompressentuch sollte gebügelt sein, Teigschaber kochendheiß abspülen, Hände waschen.

Kompresse mit Meerrettich

Zutaten	▶ 1 frische Meerrettichwurzel oder Meerrettichpulver
	▶ 1 Reibe
	▶ 1 Messer
	▶ 1 kleine Schüssel
	▶ 2 kleine, dünne Baumwolltücher (z. B. Stofftaschentücher)
	▶ 2 Wattetupfer
	▶ Vaseline oder neutrale, unparfümierte Creme
	▶ Leukoplast
	▶ Gesichtscreme

Wirkung	▸ durchblutungsfördernd
	▸ stoffwechselanregend
	▸ schleimlösend
	▸ zusammenziehend
	▸ abschwellend

Anwendungsgebiete Nasennebenhöhlenentzündung

Durchführung Ein kleines Stück Meerrettichwurzel schälen und reiben (in die kleine Schüssel) oder 2 TL Pulver mit ein wenig Wasser zu einem Brei verrühren. Je 1 TL Meerettich in die Mitte der Kompressentücher geben, diese zu kleinen Päckchen falten und mit Leukoplast zukleben.

Ein wenig Vaseline oder Creme auf die Wattetupfer streichen und als Schutz vor den scharfen Meerrettichdämpfen auf die Augen kleben (Abb. 38).

Das Kind legt sich am besten mit leicht erhöhtem Oberkörper hin und hält dann selbst die Kompressen auf die entsprechenden Stellen. Wenn sich ein brennendes Gefühl einstellt, Anwendung beenden, Gesicht abwaschen und eincremen.

Achtung

Ungeeignet für Personen mit sehr empfindlicher Haut und Kleinkinder. Kompresse nicht zu lange liegen lassen, immer mal wieder Hautreaktion kontrollieren. Nur einmal pro Tag anwenden.

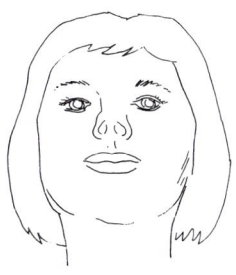 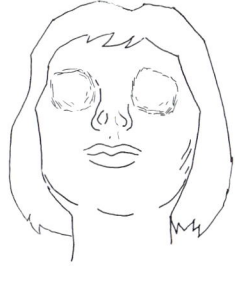 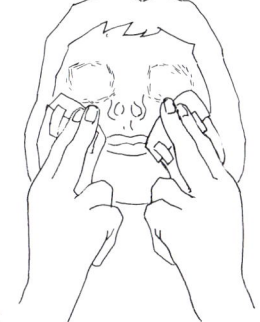

a b c

Abb. 38 **a** Vor Auflegen der Kompresse **b** Watte mit Creme bestreichen und damit die Augen bedecken **c** Auflegen der Kompressen auf beide Wangen

Teil II · **Hausmittel**

Kompresse mit Schachtelhalmtee

Zutaten
- ▶ Schachtelhalmkraut (= Zinnkraut) (Equiseti herbi) A
- ▶ 250 ml kochendes Wasser
- ▶ 1 Sieb
- ▶ dünnes Baumwoll- oder Leinentuch (z. B. Taschentuch)
- ▶ Mullbinde und Sicherheitsnadel

Wirkung   entzündungshemmend

Anwendungsgebiete   schlecht heilende Wunden

Durchführung   1 TL Schachtelhalmkraut mit 250 ml kochendem Wasser übergießen, 10 min zugedeckt ziehen lassen, durchsieben, kühlen.

Das Tuch auf passende Größe falten, in den abgekühlten Tee tauchen, auswringen, auf die Wunde legen und dort mit Mullbinde und Sicherheitsnadel befestigen. Kann mehrmals tgl. angewendet werden.

Achtung
Wenn sich die Wunde entzündet, unbedingt Arzt aufsuchen.

Kompresse mit Senfmehl

Zutaten
- ▶ 2 Herrentaschentücher (oder dünne Baumwolltücher ähnlicher Größe)
- ▶ weißes Senfmehl A
- ▶ Hautöl oder -creme
- ▶ Baumwollsocken
- ▶ Wollsocken

Wirkung
- ▶ durchblutungsfördernd
- ▶ kreislaufanregend
- ▶ etwas schwächere Wirkung als → Senfmehlfußbad

Anwendungsgebiete
- ▶ beginnende Erkältung
- ▶ Schnupfen
- ▶ Nasennebenhöhlenentzündung (gut geeignet für sehr unruhige, ungeduldige Kinder)

Durchführung Jeweils 2 EL Senfmehl auf die Mitte eines Herrentaschentuches geben, daraus ein längliches Päckchen etwa in Fußgröße des Kindes falten, mit lauwarmem Wasser gründlich anfeuchten und ausdrücken. Unter jeder Fußsohle je ein Päckchen mit den Baumwollsocken fixieren.

Die Kompressen werden nach 5–10 min abgenommen. Dann die Füße waschen, gut einölen oder cremen, Wollsocken anziehen.

Achtung

Senfmehl darf nicht mit Schleimhäuten in Berührung kommen. Auf Senfmehlreste an den Händen achten!

Kompresse mit Zitronenscheiben

Zutaten
- ▶ 1 ungespritzte Zitrone
- ▶ 2 Mullbinden/wahlweise Leukoplast
- ▶ 1 Paar Baumwollsocken

Wirkung Am nächsten Morgen kann Ihr Kind freier durch die Nase atmen.

Anwendungsgebiete
- ▶ Schnupfen
- ▶ Nasennebenhöhlenentzündung

Durchführung Die Zitrone in Scheiben schneiden, unter jeder Fußsohle 2–3 Scheiben mit einer Mullbinde oder Leukoplaststreifen befestigen, darüber die Baumwollsocken ziehen. Dann gleich ins Bett gehen und die Kompressen bis zum nächsten Morgen wirken lassen.

Achtung

Bei sehr hautempfindlichen Kindern kann es zu Juckreiz kommen. Dann die Kompressen gleich abnehmen.

Kompresse, heiß mit Leinsamen

Zutaten
- ganze Leinsamen (Lini semen) [A]
- 2 Baumwolltaschentücher
- 1 kleiner Kochtopf
- (Gummihandschuhe)

Wirkung entzündungshemmend

Anwendungs-gebiete
- Furunkel
- Nagelbettentzündung
- Abszesse

Durchführung 4–5 EL ganze Leinsamen in die Mitte des einen Taschentuches geben und das Taschentuch zubinden, so dass eine Art kleiner Beutel entsteht. Den Beutel kurz in kochendes Wasser geben, dann das Wasser vorsichtig herausdrücken (die Leinsamen sind sehr aufgequollen). Den heißen Beutel in das zweite trockene Taschentuch einschlagen, sorgfältig die Temperatur prüfen (mindestens 1 min auf der Innenseite des eigenen Unterarms) und auf den Furunkel, den Abszess oder den entzündeten Nagelsaum legen.

Anwendungsdauer: ca. 30 min.

Achtung

Verbrühungsgefahr! Bei Furunkeln im Gesicht sollte man Selbstbehandlungsversuche unterlassen und immer schnell zum Arzt gehen.

Kümmeltee

Zutaten
- Kümmelfrüchte (Carvi fructus) [A]
- 250 ml kochendes Wasser
- 1 Sieb

Variante: Mischung mit Anis und Fenchel (s. → Blähungstee, → Windtee)

Wirkung
- krampflösend
- appetitanregend

Anwendungs-
gebiete
▶ Bauchschmerzen
▶ Blähungen
▶ Dreimonatskoliken
▶ Völlegefühl
▶ Appetitlosigkeit
▶ Erbrechen (Säugling)

Durchführung Knapp 2 TL frisch gequetschte Kümmelfrüchte mit 250 ml kochendem Wasser übergießen, 10 min ziehen lassen, durchsieben.

Ältere Kinder: 3 × tgl. eine Tasse zwischen den Mahlzeiten.

Säuglinge: vor der Mahlzeit 2 TL Tee geben oder in die Nahrung mischen.

Achtung
Allergische Reaktion möglich.

Leibwickel

Zutaten
▶ 1 dünnes Baumwoll- oder Leinentuch, das in der Länge dem Kind von den Achselhöhlen bis zur Mitte der Oberschenkel reicht und so breit ist, dass es einmal gut um das Kind herumgewickelt werden kann = Innentuch
▶ 1 etwas dickeres Baumwolltuch (z. B. Molton), etwas größer als das erste Tuch = Zwischentuch
▶ 1 Wolltuch, das die unteren Tücher überlappt (z. B. eine kleine Wolldecke) = Außentuch

Die Anordnung der einzelnen Tücher ist in Abb. 39 (S. 124) dargestellt.

Wirkung Kühl-feuchte Leibwickel entziehen dem Körper Wärme und senken so die erhöhte Temperatur um ca. 1–2 °C. Die Ursache des Fiebers, also die eigentliche Krankheit, wird durch den Leibwickel nicht beeinflusst. Das Fieber kann einige Zeit später wieder steigen. Leibwickel wirken etwas stärker als Wadenwickel, sie sind gut geeignet bei sehr hohem Fieber.

Wenn das Fieber durch den Wickel um gut 1 °C gesunken ist, wird Ihr Kind ruhiger, der Kopfdruck lässt nach und es kann leichter einschlafen.

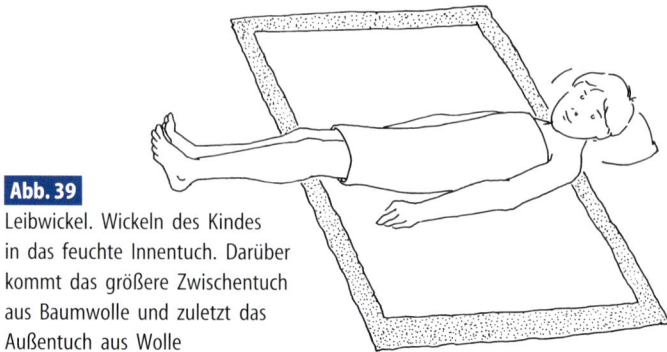

Abb. 39
Leibwickel. Wickeln des Kindes
in das feuchte Innentuch. Darüber
kommt das größere Zwischentuch
aus Baumwolle und zuletzt das
Außentuch aus Wolle

Anwendungs-
gebiete
hohes Fieber

Durchführung
Das Innentuch in kühles, nicht eiskaltes Wasser tauchen und
sehr gut auswringen. Das Kind von den Achselhöhlen bis zur
Mitte der Oberschenkel hineinwickeln (das feuchte Tuch muss
glatt und eng anliegen). Darüber das Zwischentuch wickeln,
dann das Wolltuch (Abb. 40). Sobald das feuchte Tuch

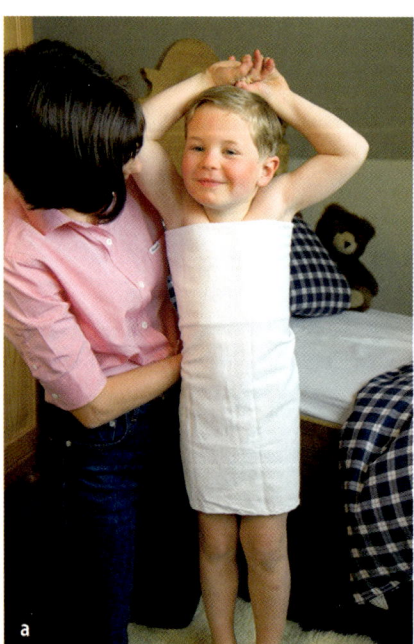
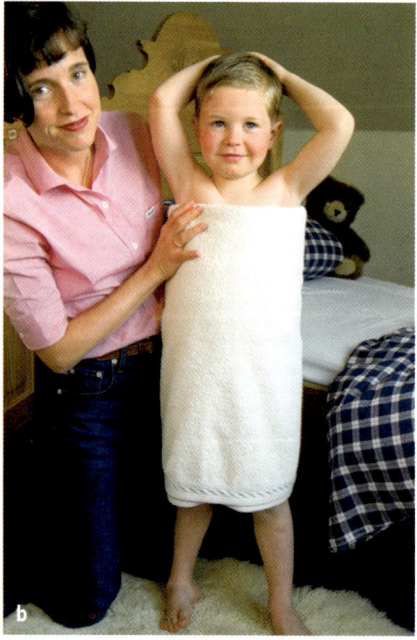

Abb. 40a, b **a** Das feuchte Innentuch muss glatt und eng anliegen **b** Über das Innentuch kommt das
Zwischentuch

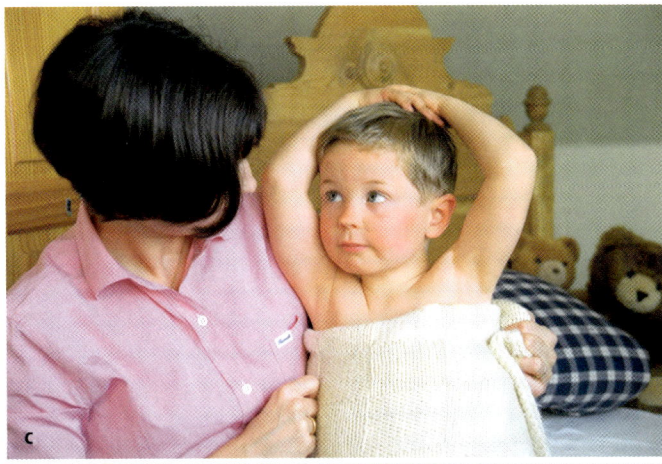

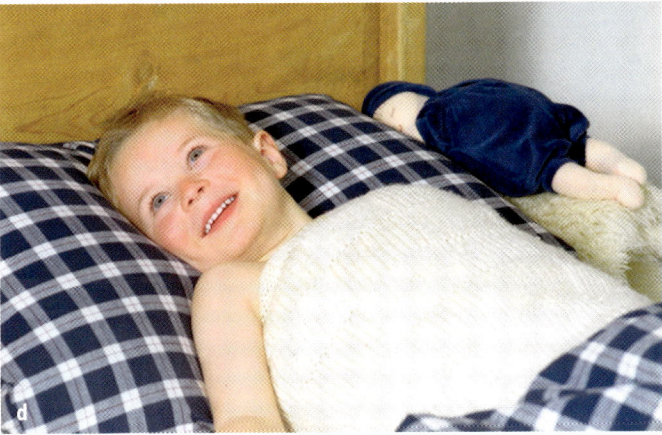

Abb. 40d Leibwickel bei hohem Fieber. **c** Zuletzt das Wolltuch darüberwickeln **d** das Kind hinlegen

warm geworden ist (nach ca. 10 min), noch einmal frisch anfeuchten. Gegebenenfalls kann die Prozedur dann nochmals wiederholt werden, danach aber – also nach dem 3. Durchlauf – sollte man eine Pause von mindestens einer halben Stunde machen.

Achtung

Kein Leibwickel, wenn das Kind friert! Bei Fieber unklarer Ursache, bei Apathie oder Bewusstlosigkeit unbedingt Arzt hinzuziehen. Wenn ein Neugeborenes Fieber hat, sofort zum Arzt.

Lindenblütentee

Zutaten
- Lindenblütentee (Tiliae flos) [A]
- Honig
- eventuell Zitronensaft
- 250 ml kochendes Wasser

Wirkung
- kreislaufanregend
- schweißtreibend

Nach einem Becher mit heißem Lindenblütentee lässt das Frösteln, das häufig mit dem Fieberanstieg eines beginnenden Infektes einhergeht, nach. Ihr Kind fühlt sich insgesamt wohler.

Anwendungsgebiete

beginnende Erkältung

Durchführung

1 TL Tee mit 250 ml kochendem Wasser übergießen, 5 min ziehen lassen, durchsieben, mit etwas Honig süßen, nach Geschmack Zitronensaft zugeben.

3 – 5 × tgl. 1 Tasse Tee möglichst heiß trinken lassen (sehr angenehm, wenn Ihr Kind bei ansteigendem Fieber friert); bei sehr hohem Fieber lauwarme Trinktemperatur.

Achtung

Honig, der nicht sachgerecht verarbeitet wurde, kann ein Bakteriengift (Botulinustoxin) enthalten, das bei Säuglingen und Kleinkindern eine tödliche Atemlähmung verursachen kann.

Majoranbutter

Zutaten
- ▶ 20 – 30 mg frische Majoranblätter
- ▶ 150 ml med. Alkohol
- ▶ 1 sauberes Marmeladenglas
- ▶ frische, weiche Butter

Wirkung
- ▶ schleimlösend
- ▶ zusammenziehend
- ▶ abschwellend

**Anwendungs-
gebiete**
Schnupfen

Durchführung
Majoranblätter und Alkohol in das Marmeladenglas füllen. Einige Tage durchziehen lassen. 1 EL weiche Butter und 1 EL des so entstandenen „Auszugs" vermengen, im Wasserbad verflüssigen, durch ein Tuch sieben. In ein kleines Gefäß füllen und wieder fest werden lassen. Unter die entzündete Nase reiben.

Den Rest des eingelegten Majorans aufbewahren. Bei der nächsten Gelegenheit wieder nur eine kleine Menge Majoranbutter herstellen.

Achtung
Das Glas mit dem alkoholischen „Auszug" so aufbewahren, dass es nicht in falsche Hände geraten kann.

Melissentee

Zutaten
- ▶ Melissenblätter (Melissae folium) [A]
- ▶ 250 ml kochendes Wasser
- ▶ Sieb

Wirkung
- ▶ beruhigend
- ▶ blähungslösend

**Anwendungs-
gebiete**
- ▶ Magen-Darm-Beschwerden
- ▶ Einschlafstörungen

Durchführung 1 EL Teeblätter mit 250 ml kochendem Wasser übergießen, 15 min zugedeckt ziehen lassen, durchsieben.

2 × tgl. 1 Tasse trinken lassen; bei Einschlafstörungen eine Tasse vor dem Zubettgehen.

Achtung

Bei Bauchschmerzen unklarer Ursache immer den Arzt befragen.

Milchbildungstee

Zutaten
- ▶ 20 g Fenchelsamen (Foeniculi fructus) [A]
- ▶ 20 g Kümmelsamen (Carvi fructus) [A]
- ▶ 20 g Anissamen (Anisi fructus) [A]
- ▶ 20 Brennnesselblätter (Urtica dioica) [A]
- ▶ 500 ml kochendes Wasser

Fenchel-, Anis-, Kümmelsamen in der Apotheke im Mörser anstoßen lassen. Die Teemischung in einer festschließenden Blechdose aufbewahren.

Wirkung entkrampfend, erweitert die Ausführungsgänge der Milchdrüsen

Anwendungsgebiete
- ▶ *Stillproblem:* zu wenig Milch
- ▶ *Zusatznutzen:* hilft dem gestillten Säugling bei Blähungen

Durchführung 2 EL Teemischung mit 500 ml kochendem Wasser übergießen, 10 min zugedeckt ziehen lassen, durchsieben.

3 × tgl eine Tasse trinken; eventuell Gesamtmenge für einen Tag in einer Thermoskanne aufbewahren.

Zusätzlich noch reichlich andere Flüssigkeit trinken.

Achtung

Nicht mehr als drei Tassen Milchbildungstee pro Tag trinken, sonst könnte das Baby Durchfall bekommen.

Teil II **Hausmittel**

Nasse-Socken-Einschlafhilfe

Zutaten
▸ 1 Paar dünne Baumwollsocken
▸ 1 Paar etwas dickere Baumwollsocken
▸ 1 Paar dicke Socken aus reiner Wolle

Wirkung
Entzieht dem Körper Wärme, wirkt damit kreislaufdämpfend und entspannend.

Nach ca. 10 min werden die Kinder ruhiger und entspannter und schließlich schläfrig.

Anwendungs-gebiete
Einschlafstörungen

Durchführung
Die dünnen Baumwollsocken in kühles Wasser tauchen, gut auswringen und anziehen. Darüber die trockenen, dickeren Baumwollsocken, dann die Wollsocken und ab ins Bett! Die Sockenschichten können bis zum nächsten Morgen an den Füßen bleiben, die dünnen Socken sollten dann trocken sein.

Varianten: kaltes Fußbad unmittelbar vor dem Schlafengehen, → Abwaschung mit kaltem Wasser

Achtung
Nicht bei kalten Füßen anwenden! Bei Einschlafproblemen durch kalte Füße warmes Fußbad nehmen oder Wärmflasche benutzen.

Natronwasser

Zutaten
▸ 250 ml Wasser
▸ 2 TL Natron (Natriumhydrogencarbonat) (erhältlich im Supermarkt)

Wirkung
Säurebindend: in alkalischem Urin wird das Wachstum der Bakterien gehemmt.

Nach kurzer Zeit lassen Schmerzen und Krämpfe nach.

Anwendungs-gebiete	▶ Harnwegsinfekt ▶ Blasenentzündung
Durchführung	Natron in Wasser einrühren, schluckweise trinken lassen.

Variante: ähnliche Wirkung haben Johannisbeer- oder Preisel-beersaft

Achtung

Bei einem bakteriellen Harnwegsinfekt ist eine antibiotische Behandlung unerlässlich.

Nieren- und Blasentee

Zutaten	▶ 20 g Birkenblätter (Betulae folium) [A] ▶ 20 g Orthosiphonblätter (Orthosiphonis folium) [A] ▶ 25 g Goldrutenkraut (Solidaginis herba) [A] ▶ 30 g Bärentraubenblätter (Uvae ursi folium) [A] ▶ 5 g Pfefferminzblätter (Menthae piperitae folium) [A] ▶ 250 ml kochendes Wasser
Wirkung	▶ harntreibend ▶ bakterienhemmend in den Harnwegen ▶ krampflösend
Anwendungs-gebiete	▶ Harnwegsinfekte ▶ Blasenentzündung (unterstützende Zusatzbehandlung) ▶ Reizblase
Durchführung	1 EL Teemischung mit 250 ml kochendem Wasser übergießen und 10 min zugedeckt ziehen lassen, durchsieben.

Bis zu 5 × tgl. frisch zubereiteten Tee trinken lassen.

Achtung

Bei bakterieller Harnwegsinfektion ist eine antibiotische Behandlung unerlässlich.

Pfefferminztee

Zutaten
▶ Pfefferminzblätter (Menthae piperitae folium) Ⓐ
▶ 250 ml kochendes Wasser
▶ 1 Sieb

Variante: 1 TL Pfefferminzblätter und 1 TL Kamillenblüten mischen

Wirkung
▶ krampflösend
▶ blähungslösend

Anwendungs-gebiete
▶ Übelkeit
▶ Erbrechen
▶ Durchfall
▶ krampfartige Beschwerden im Magen-Darm-Bereich

Durchführung
2 TL Pfefferminzblätter mit 250 ml kochendem Wasser übergießen, 10 min zugedeckt ziehen lassen, durchsieben.

3 × tgl. eine Tasse lauwarmen Tee in kleinen Schlucken trinken lassen.

Bei Übelkeit ist gekühlter Tee besser.

Achtung
Bei Säuglingen und Kleinkindern kann Pfefferminztee leicht allergische Reaktionen auslösen (wegen des im Tee enthaltenen Menthols). Bei starker Mentholkonzentration sind im Säuglingsalter Bronchospasmen aufgetreten. Daher erst für Kinder ab 5 Jahre.

Pulswickel

Auch schon für Säuglinge geeignet.

Zutaten
▶ 4 Streifen aus dünnem Baumwollstoff, je nach Größe des Kindes, 1,5 – 4 cm breit und 15 – 30 cm lang
▶ 4 Streifen aus Molton oder Frottee, jeweils etwas größer als die dünnen Tücher
▶ 1 Schüssel mit lauwarmem Wasser, bei Säuglingen max. 5 °C unter der Körpertemperatur, bei größeren Kindern darf es etwas kühler sein

Teil II   Hausmittel

Wirkung	▸ fiebersenkend
	▸ entzieht dem Körper Wärme
	▸ belebend

Anwendungs-gebiete	▸ Fieber
	▸ Kopfschmerzen
	▸ Kreislaufschwäche

Durchführung Tränken Sie die dünnen Baumwolltücher zur Hälfte mit Wasser und drücken Sie sie so aus, dass sie gerade nicht mehr tropfnass sind. Dann wickeln Sie die Streifen mit dem nassen Teil zuerst um Hand- und Fußgelenke Ihres Kindes. Darüber kommen die trockenen Molton- oder Frotteestreifen. Erneuern Sie die Wickel alle 10 Minuten, insgesamt dreimal. Wenn erforderlich, kann die Prozedur nach ca. 3 Stunden wiederholt werden.

Achtung

Nicht anwenden, wenn das Kind friert oder kalte Hände und Füße hat. Säuglinge mit Fieber müssen innerhalb von 24 Stunden einem Kinderarzt vorgestellt werden, Neugeborene so bald wie möglich.

Reisschleim

Zutaten	▸ 1 Tasse geschälter Reis
	▸ 5 Tassen Wasser
	▸ Pürierstab oder Mixer (notfalls Sieb)

Wirkung	▸ stuhlfestigend
	▸ beruhigt gereizte Darmschleimhaut

Anwendungs-gebiete	▸ Magen-Darm-Grippe
	▸ Durchfall

Durchführung Reis und Wasser in einen nicht zu kleinen Kochtopf füllen (kocht leicht über), einmal aufkochen, dann auf Stufe 1 (geringste Hitze) ca. 45 min. köcheln lassen, gelegentlich umrühren. Mit Mixer oder Pürierstab pürieren oder durch ein Sieb streichen. Gegebenenfalls mit etwas abgekochtem Wasser verdünnen.

Mehrmals täglich kleine Portionen zu trinken geben.

Varianten: mit weichgekochter, pürierter Karotte (s. auch → Karottensuppe) oder Frühkarotten aus Gläschen mischen

Achtung
Rechtzeitig Arzt aufsuchen, um Flüssigkeits- und Elektrolytverluste abzuschätzen, Elektrolyte ersetzen.

Rettich-Honig

Zutaten	▶ 1 Rettich
	▶ qualitativ guter Honig
Wirkung	▶ schleimlösend
	▶ hustenreizstillend
Anwendungsgebiete	▶ Bronchitis
	▶ Reizhusten
	▶ verschleimter Hals

Durchführung Den Rettich aushöhlen (mit einem kleinen Messer und einem Löffel), den Honig in die Höhlung füllen, mehrere Stunden ziehen lassen.

Den so mit Rettichsaft durchsetzten Honig in ein sauberes Marmeladenglas umfüllen. Mehrmals täglich einen TL geben.

Achtung
Honig, der nicht sachgerecht verarbeitet wurde, kann ein Bakteriengift (Botulinustoxin) enthalten, das bei Säuglingen und Kleinkindern eine tödliche Atemlähmung verursachen kann.

Ringelblumen-Aufguss

Zutaten
▸ Ringelblumenblüten (Calendulae flos) [A]
▸ 150 ml kochendes Wasser

Wirkung
▸ entzündungshemmend
▸ fördert die Wundheilung

Anwendungsgebiete
schlecht heilende Wunden

Durchführung
1 EL Ringelblumenblüten mit 150 ml kochendem Wasser übergießen, 10 min ziehen lassen, durchsieben.

Die Kompresse mit dem abgekühlten Aufguss tränken und auf die Wundfläche legen. Stündlich erneuern.

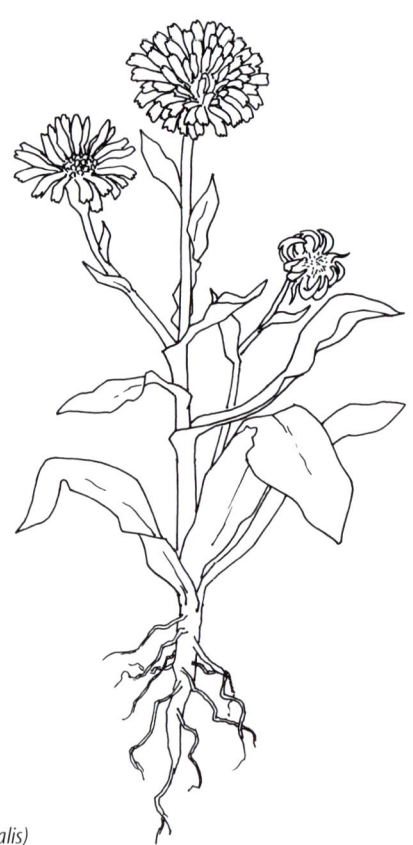

Abb. 41
Ringelblume *(Calendula officinalis)*

Salbeitee

Zutaten
- Salbeiblätter (*Salvia officinalis*) `A`
- 250 ml kochendes Wasser
- 1 Sieb
- eventuell etwas Honig

Achtung
Honig, der nicht sachgerecht verarbeitet wurde, kann ein Bakteriengift (Botulinustoxin) enthalten, das bei Säuglingen und Kleinkindern eine tödliche Atemlähmung verursachen kann.

Wirkung
- entzündungshemmend
- zusammenziehend
- schweißhemmend
- pilzhemmend
- bakterienhemmend
- virushemmend
- schleimlösend

Anwendungsgebiete
- Halsentzündung
- Mundschleimhautentzündung
- Magen-Darm-Grippe
- Schweißfüße
- Fußpilz
- übermäßiges Schwitzen

Durchführung
Bei Hals-, Mundschleimhautentzündung, Magen Darm-Grippe:
1/2 TL Salbeiblätter mit 250 ml kochendem Wasser übergießen, 10 min zugedeckt ziehen lassen, durchsieben.

Stündlich gurgeln bzw. schluckweise über den Tag verteilt trinken.

Äußerliche Anwendung: s. → Fußbad mit Salbei.

Achtung
Nicht mehr als 250 ml Tee pro Tag trinken. Bei zu hoher Dosierung kann es zu Herzjagen, Hitzewallungen und Schwindel kommen.

Schachtelhalmtee

Zutaten
▸ Schachtelhalmkraut (Zinnkraut) (Equiseti herbi) A
▸ 1 Sieb
▸ 250 ml kochendes Wasser

Wirkung
▸ harntreibend
▸ entzündungshemmend

Anwendungs-gebiete
▸ Scheidenentzündung
▸ Harnwegsinfekt
▸ Blasenentzündung
▸ Analekzem

Durchführung 1 TL Schachtelhalmkraut (Abb. 42) mit 1/4 l kochendem Wasser übergießen, 10 min ziehen lassen, durchsieben.

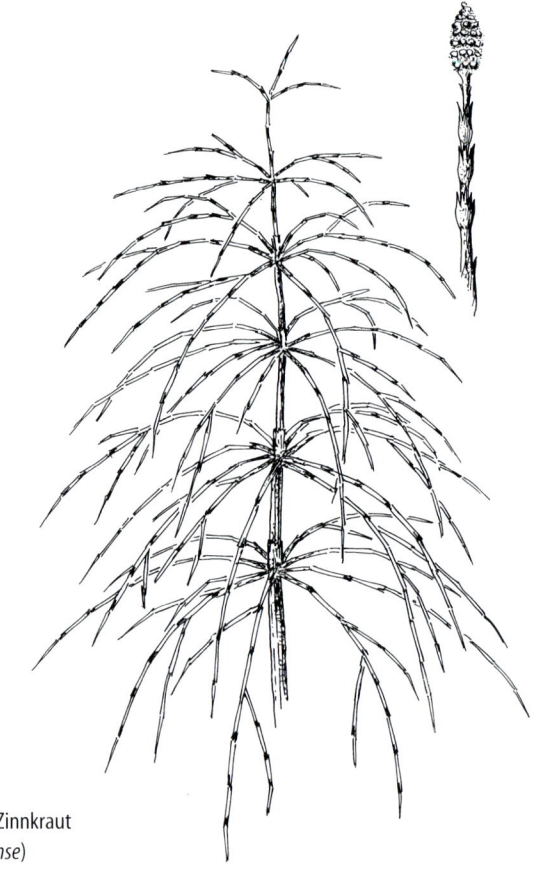

Abb. 42
Schachtelhalm, Zinnkraut
(*Equisetum arvense*)

Bei Harnwegsinfekt: 3 × tgl. eine Tasse trinken.

Achtung
Bei schlechtem Allgemeinzustand, Fieber und Schmerzen Arzt aufsuchen. Bei wiederholten Harnwegsinfekten diagnostische Abklärung nötig.

Schafgarbentee

Zutaten	▶ Schafgarbenkraut (Millefolii herba) [A]
	▶ 250 ml kochendes Wasser
	▶ Sieb
Wirkung	▶ krampflösend
	▶ keimabtötend
	▶ entzündungshemmend
Anwendungs-gebiete	▶ leichte Magen-Darm-Beschwerden
	▶ Scheidenentzündung
	▶ Analekzem

Durchführung 1 TL Schafgarbenkraut mit 250 ml kochendem Wasser übergießen, 10 min zugedeckt ziehen lassen, durchsieben. Bis zu 3 × tgl. eine Tasse trinken lassen.

Äußerliche Anwendung: Bei Scheidenentzündung eine entsprechend größere Menge Tee für ein Sitzbad zubereiten.

Anwendungsdauer: 10 min in angenehm warmem Tee sitzen lassen (in großer Schüssel oder Babybadewanne), dabei mehrmals die Schamlippen so spreizen, dass auch das Innere der Scheide mit dem Tee in Berührung kommt.

Bei Magen-Darm-Beschwerden s. auch → Bauchkompresse, feucht-warm mit Schafgarbentee.

Achtung
Bei unklaren Bauchschmerzen immer Arzt zu Rate ziehen. Allergische Reaktionen möglich.

Schmalzwickel

s. unter → Brustwickel mit Magerquark

Selleriekochwasser

Zutaten
- ▶ 1 große Sellerieknolle (ca. 400 – 500 g)
- ▶ 1,5 l kochendes Wasser
- ▶ 1 Schüssel

Wirkung
- ▶ abschwellend
- ▶ durchblutungsfördernd

Anwendungsgebiete
Frostbeulen

Durchführung
Die Sellerieknolle in Würfel schneiden, in das kochende Wasser geben, mindestens 20 Minuten bei mittlerer Hitze kochen lassen, dann auf ca. 40 °C abkühlen lassen, Hände oder Füße für ca. 15 Minuten darin baden, dann trockenreiben und warm einpacken. Insgesamt mindestens eine Woche lang zweimal täglich wiederholen.

Sitzbad mit Kamille

Zutaten
- ▶ 100 g Kamillenblüten (Matricariae flos) [A]
- ▶ 2 l kochendes Wasser
- ▶ 1 große Schüssel oder Babybadewanne
- ▶ 1 Sieb

Varianten: Mischung aus Schafgarbenkraut und Kamillenblüten; auch Verwendung von fertig gekauftem Kamillenblütenkonzentrat [A] möglich; Sitzbad mit → Eichenrindenaufguss

Wirkung
- ▶ keimabtötend
- ▶ entzündungshemmend

Anwendungs-gebiete	▶ Windeldermatitis (wunder Po)
	▶ Entzündungen im Genitalbereich (Scheidenentzündung, Vorhautentzündung) und im Analbereich (Analekzem)
	▶ als unterstützende Behandlung bei Harnwegsinfekt (Harn-verhaltung wegen Schmerzen beim Wasserlassen)

Durchführung Die Kamillenblüten mit dem kochenden Wasser übergießen, 10 min zugedeckt ziehen lassen, durchsieben, dem Badewasser (37 °C) zufügen.

Badedauer: ca. 5 min.

Variante: dem Badewasser einen Schuss Apfelessig zufügen

Achtung
Bei Verdacht auf Pilzinfektion (Soor) keine Kamille verwenden, da Kamille die Verbreitung der Infektion eher fördert.

▬▬▬ Stiefmütterchentee

Zutaten	▶ Stiefmütterchenkraut (Violae tricoloris herba) **[A]**
	▶ 250 ml kochendes Wasser
	▶ Sieb
	▶ *für Umschläge:* sauberes dünnes Baumwolltuch
	▶ *für Sitzbad:* geeignete Schüssel

Variante: statt Stiefmütterchenkraut → Eichenrindenaufguss oder Eichenrindenextrakt **[A]** verwenden

Wirkung	▶ entzündungshemmend
	▶ kühlend
	▶ juckreizmindernd

Anwendungs-gebiete	▶ Milchschorf
	▶ juckendes, nässendes Ekzem (z. B. Wangenekzem bei Säuglingen, atopische Dermatitis)
	▶ Windeldermatitis (wunder Po)
	▶ Akne

Durchführung *Bei Ekzemen oder Milchschorf:* 1 EL Stiefmütterchenkraut mit 250 ml kochendem Wasser übergießen, zugedeckt 10 min ziehen lassen, durchsieben, gegebenenfalls kühlen.

Ekzem: das Baumwolltuch auf gewünschte Größe falten, in den lauwarmen Tee tauchen, gut ausdrücken und auf die entsprechende Hautstelle legen, evtl. mit Mullbinde umwickeln. Anwendungsdauer: ca. 20 min, mehrmals täglich.

Wangenekzem: das mit kühlem Tee getränkte Tuch mit der flachen Hand und sanftem Druck auf die Wange legen; manchmal wird Betupfen als angenehmer empfunden.

Milchschorf: die Schuppen mit lauwarmem Tee aufweichen, dann vorsichtig entfernen (z. B. mit der Kante einer Postkarte).

Für ein Sitzbad: 3 EL Stiefmütterchenkraut mit 1 l kochendem Wasser übergießen, 15 min. zugedeckt ziehen lassen, durchsieben und dem Badewasser (37 °C) zufügen. Anwendungsdauer: 5 – 10 min.

Für ein Vollbad: wie beim Sitzbad, aber dreifache Menge Teeaufguss herstellen.

Teekompresse

Zutaten
- 3 – 4 TL schwarzer Tee (z. B. Ostfriesenmischung)
- 100 ml Wasser
- 2 Baumwolltaschentücher

Wirkung entzündungshemmend

Anwendungs-gebiete
- Windeldermatitis (wunder Po)
- atopische Dermatitis (Neurodermitis)
- nässendes Ekzem
- Schürfwunden
- Vorhautentzündung

Durchführung Den Tee mittels Teesieb oder Teeei 10 – 15 Minuten im kochendheißen Wasser ziehen lasssen, dann entfernen. Den entstandenen Tee im Kühlschrank abkühlen. Die Baumwolltaschentücher mit dem Tee tränken, vorsichtig auswringen und direkt auf die wunden, nässenden Hautflächen legen. Stündlich wechseln.

Thymiantee

Zutaten
▶ Thymiankraut (Thymi herba) **A**
▶ 250 ml kochendes Wasser
▶ Sieb
▶ Honig

Wirkung
▶ schleimlösend
▶ krampflösend

Anwendungsgebiete
▶ Infekte der oberen Luftwege
▶ Bronchitis

Durchführung
2 TL Thymiankraut mit 250 ml kochendem Wasser übergießen, 10 min zugedeckt ziehen lassen, durchsieben, nach Geschmack mit Honig süßen.

Je nach Alter des Kindes mehrmals täglich 1/4 – 1 Tasse Tee trinken lassen.

Achtung
Honig, der nicht sachgerecht verarbeitet wurde, kann ein Bakteriengift (Botulinustoxin) enthalten, das bei Säuglingen und Kleinkindern eine tödliche Atemlähmung verursachen kann.

Überwärmungsbad

Zutaten
▶ Badewanne
▶ Bade- oder Fieberthermometer
▶ lauwarmes Getränk, z. B. Lindenblütentee **A**
▶ Wärmflasche zum Vorwärmen des Bettes

Wirkung	▶ stoffwechselanregend
	▶ schweißtreibend
	▶ aktiviert den Krankheitsprozess und hilft so (wie auch hohes Fieber), bei der Überwindung einer Krankheit

Nach dem Bad ist dem vorher vielleicht fröstelndem Kind wohlig warm, und nach der Ruhepause ist häufig die Erkältung überwunden.

Anwendungs-gebiete	▶ beginnender grippaler Infekt
	▶ Erkältung, die nicht richtig herauskommt
	▶ erhöhte Temperatur bis mäßiges Fieber, besonders wenn das Kind fröstelt

Durchführung Das Badewasser wird genau auf die Körpertemperatur des Patienten erwärmt (mit Fieberthermometer messen). Das Kind sollte dann so in der Wanne liegen, dass nur der Kopf herausschaut; den Kopf dabei mit der Hand stützen (s. Abb. 14, S. 53). Nach und nach vom Fußende der Wanne her wärmeres Wasser nachlaufen lassen, bis sich die Wassertemperatur auf 39 – 40 °C erhöht hat.

Das Bad sollte etwa 20 min dauern, dem Kind dabei mehrmals ein paar Schlucke zu trinken geben. Durch das Ansteigen der Körpertemperatur wird sich die Pulsfrequenz erhöhen, das wird manchmal als unangenehm empfunden, ist aber nicht gefährlich. Nach dem Bad wird das Kind ganz schnell in ein großes Handtuch oder einen Bademantel gewickelt und ins vorgewärmte Bett gelegt. Dort sollte es zum Nachschwitzen mindestens 1 Stunde ruhen und dabei reichlich trinken.

Variante: → ansteigendes Fußbad

Achtung
Wenn Ihr Kind sich extrem unwohl fühlt (Kreislaufprobleme), das Bad sofort abbrechen. Nicht geeignet für Kinder, die sowieso zu Kreislaufproblemen neigen. Nicht bei Kleinkindern anwenden.

Unterarmbad, ansteigendes

Zutaten
▸ Waschbecken oder große Schüssel
▸ Badethermometer
▸ Hautöl oder -creme

Wirkung
▸ fördert die Durchblutung im Bereich des Kopfes und der oberen Luftwege
▸ schleimlösend
▸ kreislaufanregend

Nach dem Unterarmbad lässt das Frösteln eines beginnenden Infektes nach. Bei Schnupfen und/oder Nasennebenhöhlenentzündung läuft das Nasensekret besser ab, und auch der unangenehme Kopfdruck lässt nach.

Anwendungsgebiete
▸ beginnende Erkältung
▸ Schnupfen
▸ Nasennebenhöhlenentzündung
▸ Kreislaufschwäche

Durchführung Auf Körpertemperatur erwärmtes Wasser in das Waschbecken oder die Schüssel einfüllen (mit Badethermometer messen). Die Arme etwa bis zur Hälfte der Oberarme eintauchen. Nach einiger Zeit heißes Wasser nachgießen (*Vorsicht:* Ver-

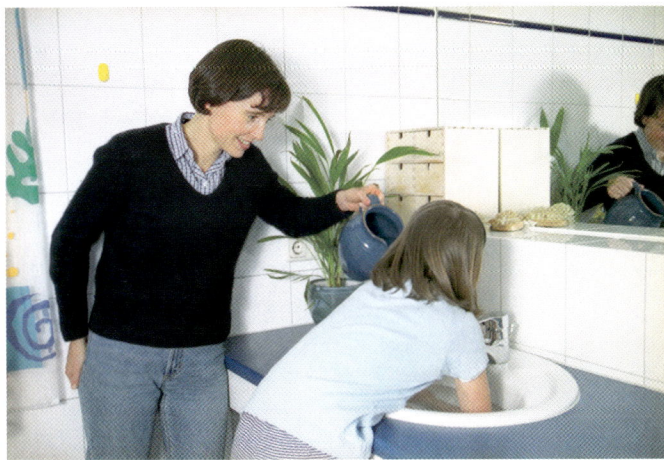

Abb. 43 Ansteigendes Unterarmbad. Die Arme bis zu den Oberarmen in warmes Wasser tauchen. Nach einiger Zeit heißes Wasser nachgießen

Teil II **Hausmittel**

brühungsgefahr), bis die Wassertemperatur 39–40 °C beträgt (Abb. 43). Dem Kind ein Badehandtuch über die Schultern legen, der Raum sollte warm sein. Nach etwa 10 min Arme abtrocknen und eincremen, warm anziehen und einige Zeit ausruhen lassen.

Variante: → ansteigendes Fußbad

Achtung
Verbrühungsgefahr!

Vier-Winde-Tee

Zutaten
▶ 250 ml kochendes Wasser
▶ 20 g Kamillenblüten (Matricariae flos) Ⓐ
▶ 20 g Pfefferminzblätter (Menthae piperitae folium) Ⓐ
▶ 20 g Kümmelsamen (Carvi fructus) Ⓐ
▶ 20 g Fenchelsamen (Foeniculi fructus) Ⓐ

Varianten: → Windtee (etwas schmackhafter durch Pomeranzenschale), als Mischung Anis/Fenchel/Kümmel oder einzeln

Wirkung
▶ krampflösend
▶ blähungslösend
▶ verdauungsfördernd

Anwendungsgebiete
▶ Blähungen (bei Kindern ab 3 Jahren)
▶ Völlegefühl
▶ funktionelle Magen-Darm-Beschwerden

Durchführung
2 TL Teemischung mit 250 ml kochendem Wasser übergießen, 10 min zugedeckt ziehen lassen, durchsieben.

3 × tgl. 1 Tasse Tee trinken lassen.

Achtung
Allergische Reaktion möglich.

Vollbad mit Lavendel

Für ein Vollbad in einer normal großen Badewanne (für Babywanne 1/4 der angegebenen Menge nehmen) werden benötigt:

Zutaten
- 50 g Lavendelblüten (Lavendulae flos) **A**
- 2 l kochendes Wasser
- Sieb
- Badethermometer

Variante: die Hälfte der Lavendelblüten durch Melissenblätter ersetzen.

Wirkung
- beruhigend
- entspannend

Nach dem Bad fühlt sich Ihr Kind wohlig warm und entspannt. Das Einschlafen fällt leichter.

Anwendungsgebiete Einschlafstörungen

Durchführung Die Lavendelblüten mit 2 l kochendem Wasser übergießen, 10 min zugedeckt ziehen lassen, durchsieben, dem Badewasser (37 °C) zufügen.

Badedauer: 10 min.

Nach dem Bad gleich ins Bett.

Vollbad mit Thymianaufguss

Zutaten
- 50 g Thymiankraut (Thymi herba) **A**
- 1 l kochendes Wasser
- 1 Sieb
- Badethermometer

Wirkung
- krampflösend
- schleimlösend

Nach dem Bad ist Ihrem Kind wohlig warm, festsitzender Schleim löst sich und kann leichter abgehustet werden. Die Nacht wird deutlich ruhiger.

Teil II Hausmittel

Anwendungsgebiete	▸ Infekte der oberen Luftwege (Husten, Schnupfen)
	▸ Bronchitis
	▸ Keuchhusten

Durchführung Das Thymiankraut mit dem kochenden Wasser überbrühen, 20 min zugedeckt ziehen lassen, dem 37 °C warmen Badewasser zufügen. Während des Bades die Wassertemperatur kontrollieren und gelegentlich vom Fußende der Wanne her heißes Wasser nachlaufen lassen, um ein Abkühlen des Badewassers zu verhindern. Nach dem Bad das Kind ganz schnell abtrocknen, Nachtkleidung anziehen und es ins Bett bringen.

Badedauer: ca. 10 min.

Variante: statt Thymianaufguss kann auch Thymianöl Ⓐ verwendet werden (nicht bei Säuglingen!)

Achtung
Allergische Hautreaktion möglich.

Wadenwickel

Zutaten ▸ Schüssel mit kühlem Wasser
▸ 2 dünne Baumwolltücher, eventuell Herrentaschentücher oder Baumwollkniestrümpfe
▸ Wollschals oder große Wollsocken (kein Synthetik!)

Wirkung Kühl-feuchte Wadenwickel entziehen dem Körper von außen her Wärme und senken dadurch die erhöhte Kerntemperatur. Meistens erreicht man eine Absenkung der Körpertemperatur um 1–2 °C, eventuell wird einige Zeit später das Fieber wieder steigen, so dass die Prozedur wiederholt werden muss. Die Ursache des Fiebers – also die eigentliche Krankheit – wird durch die Wadenwickel nicht beeinflusst.

Wenn durch die Wadenwickel das Fieber gesunken ist, lassen Kopfdruck, Unruhe und allgemeines Unbehagen nach. Das Einschlafen fällt leichter.

Anwendungsgebiete hohes Fieber

Durchführung Die Tücher (Baumwollkniestrümpfe) in kühles – nicht eiskaltes – Wasser tauchen und gut auswringen. Die Tücher eng um Füße und Unterschenkel bis zur Kniekehle wickeln Kniestrümpfe einfach anziehen. Darüber kommen die Wollschals oder Wollsocken (Abb. 44). Die Wickel alle 10 min erneuern, nach dreimaligem Wechsel 30 Minuten Pause machen.

Variante: dem Wasser 2 EL Obstessig oder Zitronensaft zufügen

Achtung

Auch bei hohem Fieber sollte man nur dann Wadenwickel machen, wenn Füße und Beine warm sind. Falls die Füße während der Behandlung kalt werden, die Anwendung sofort abbrechen. Bei Fieber unklarer Ursache, bei Benommenheit oder Bewusstseinsstörung unbedingt Arzt hinzuziehen. Bei Neugeborenen sofort zum Arzt.

▬▬▬▬ **Wechselarmbad**

Zutaten ▶ 2 Schüsseln, groß genug, um die Arme bis zur Oberarmmitte hineinzutauchen
▶ 1 Thermometer
▶ 1 Badehandtuch

Wirkung ▶ durchblutungsfördernd
▶ krcislaufanregend

Anwendungs- ▶ Kreislaufstörungen
gebiete ▶ Kopfschmerzen
▶ chronisch kalte Hände

Durchführung Eine Schüssel mit warmem Wasser (35 – 38 °C), die andere mit kühlem Wasser (18 °C) füllen. Die Anwendung sollte in einem warmen Zimmer durchgeführt werden. Die Arme bis zur Oberarmmitte für 5 min in das warme Wasser tauchen, dabei das Handtuch um die Schultern legen. Dann die Arme für 10 Sekunden in das kühle Wasser tauchen, abtrocknen und einige Zeit ausruhen.

Teil II Hausmittel

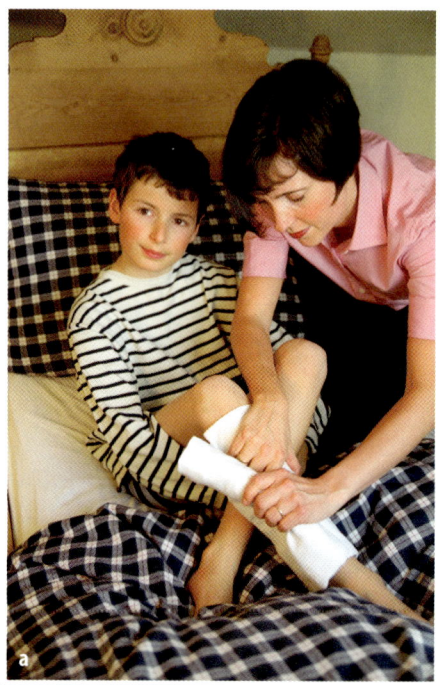

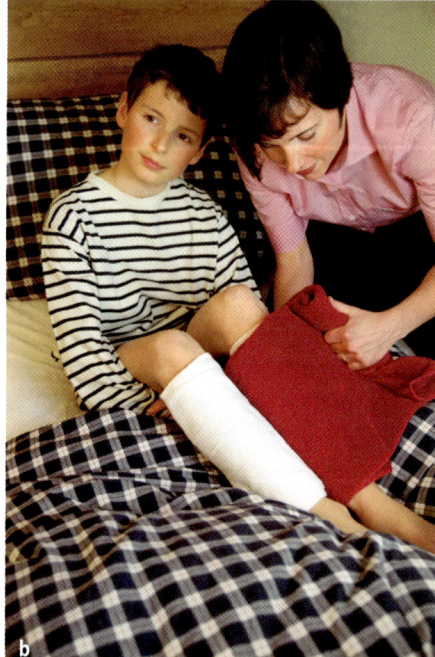

Abb. 44
Wadenwickel. **a** Feucht-
kühles Baumwolltuch um
Fuß und Unterschenkel
wickeln. **b** Darüber
kommt ein Wollschal
oder ein Handtuch

Achtung

Bei häufigen oder zunehmenden Kopfschmerzen oder Schwindelgefühlen unbedingt zum Arzt gehen.

Weidenrindentee-Kombination

Reiner Weidenrindentee schmeckt den meisten Kindern nicht gut, daher ist eine Teemischung empfehlenswert.

Zutaten
- 250 ml kochendes Wasser
- 30 g Weidenrinde (Salicis cortex) [A]
- 40 g Lindenblüten (Tiliae flos) [A]
- 10 g Mädesüßblüten (Spiraeae flos) [A]
- 10 g Kamillenblüten (Matricariae flos) [A]
- 10 g Pomeranzenschale (Aurantii pericarpium) [A]

Von dieser Mischung 1 Esslöffel

Wirkung
- fiebersenkend
- schmerzstillend
- entzündungshemmend

Der Tee lässt das Fieber sinken, mildert Kopf- und Gliederschmerzen. Ihr Kind wird sich insgesamt wohler fühlen und kann leichter einschlafen.

Anwendungsgebiete
- fieberhafte Erkältung mit Kopf- und Gliederschmerzen
- Husten und Schnupfen

Durchführung 1 EL Teemischung mit 250 ml kochendem Wasser übergießen, 10 min ziehen lassen, durchsieben, nach Geschmack süßen.

Pro Tag 3 – 4 Tassen trinken lassen.

Windtee

Zutaten
- 30 g Kamillenblüten (Matricariae flos) [A]
- 15 g Pfefferminzblätter (Menthae piperitae folium) [A]
- 20 g Kümmelsamen (Carvi fructus) [A]
- 30 g Fenchelsamen (Foeniculi fructus) [A]

▶ 5 g Pomeranzenschale (Aurantii percarpium) [A]
▶ 250 ml kochendes Wasser
▶ 1 Sieb

Varianten: → Vier-Winde-Tee für ältere Kinder; Anis/Fenchel/Kümmel als Mischung oder einzeln für Säuglinge

Wirkung
▶ krampflösend
▶ blähungslösend
▶ verdauungsanregend

Anwendungsgebiete
▶ Blähungen (auch für ältere Säuglinge)
▶ Völlegefühl

Durchführung
2 TL Teemischung mit 250 ml kochendem Wasser übergießen, 10 min zugedeckt ziehen lassen, durchsieben.

Bis zu 3 × tgl. eine Tasse Tee lauwarm trinken lassen, ältere Säuglinge 3 × tgl. 50 ml.

Achtung
Allergische Reaktion möglich.

Zitronentrunk, heißer

Zutaten
▶ Saft von 2 Zitronen, frisch gepresst
▶ 125 ml heißes Wasser
▶ Zucker oder Honig

Wirkung
▶ abschwellend
▶ schleimlösend
▶ abwehrstärkend durch Vitamin C

Anwendungsgebiete
▶ beginnende Erkältung
▶ Abwehrschwäche

Durchführung
Das Wasser kurz aufkochen, dann mit dem Zitronensaft vermengen und mit Zucker oder Honig süßen. In kleinen Schlucken möglichst heiß (am besten mit dem Strohhalm) trinken lassen. Gut geeignet als Beigetränk bei ansteigendem Fußbad, Überwärmungsbad oder Brustwickeln.

Zwiebelpackung

Zutaten
▶ 1 Zwiebel
▶ 1 Herrentaschentuch oder dünnes Baumwolltuch ähnlicher Größe
▶ Leukoplast
▶ 1 festsitzende Mütze, ein Kopftuch oder eine Mullwindel zum Befestigen der Zwiebelkompresse
▶ Watte

Wirkung
▶ schmerzstillend
▶ entzündungshemmend
▶ bakterienhemmend
▶ virushemmend
▶ direkt abschwellende Wirkung auf das Trommelfell

Die quälenden Schmerzen lassen nach einiger Zeit soweit nach, dass sie zumindest leichter zu ertragen sind, manchmal sogar bis zur völligen Schmerzfreiheit.

Anwendungsgebiete
erste Hilfe bei Ohrenschmerzen

Durchführung
Die Zwiebel schälen und würfeln, in die Mitte des Taschentuches geben und ein flaches Päckchen daraus falten. Das Päckchen mit Leukoplast zukleben, damit keine Zwiebeln heraus-

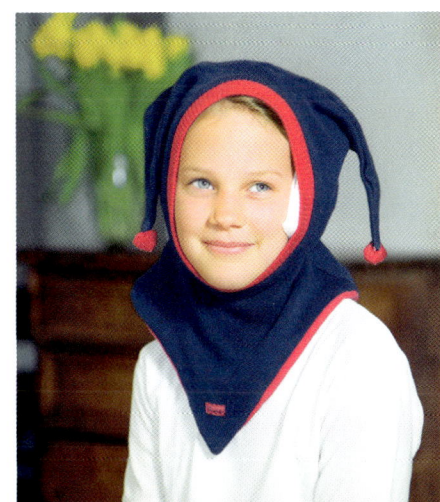

Abb. 45
Zwiebelpackung. In ein Taschentuch verpackte Zwiebelstücke auf das Ohr legen, darüber kommt Watte, zuletzt mit einer Mütze befestigen

Teil II **Hausmittel**

fallen. Das Päckchen auf das Ohr legen, darüber kommt Watte, zuletzt das Ganze mit der Mütze (Kopftuch, Windel) befestigen (Abb. 45). Das Zwiebelpäckchen nicht mit Leukoplast ankleben, es entstehen sonst leicht unangenehme Hautreizungen.

Anwendungsdauer: 30 – 60 min.

Achtung
Immer bakterielle Mittelohrentzündung ausschließen lassen.

Zwiebelpresssaft

Zutaten
- ▶ 1 oder mehrere Zwiebeln
- ▶ 1 Reibe (eventuell ein elektrischer Entsafter)
- ▶ feines Sieb
- ▶ Eiswürfelkasten

Wirkung
- ▶ abschwellend
- ▶ bei Wespen- oder Bienenstichen gleichzeitig schmerzstillend

Anwendungsgebiete Insektenstiche

Durchführung Die Zwiebel schälen und fein reiben (oder in Stücke schneiden und im Entsafter zu Saft verarbeiten), durchsieben. Den Saft in den Eiswürfelkasten füllen und einfrieren. Einen solchen Eiswürfel möglichst sofort nach einem Insektenstich auf die Einstichstelle pressen und dort befestigen.

Achtung
Nicht am Auge verwenden!

Zwiebelsaft mit Kandis

Zutaten
- ▶ 1 große Zwiebel
- ▶ 100 ml Wasser
- ▶ 100 g Kandis
- ▶ 1 kleiner Kochtopf

▶ 1 Teesieb
▶ 1 leeres, sauberes Marmeladenglas

Variante: roher Zwiebelsaft

Wirkung
▶ schleimlösend
▶ hustenstillend
▶ beruhigt gereizte Rachenschleimhäute

Der in Hals und Bronchien festsitzende Schleim löst sich und kann besser abgehustet werden. Der lästige Hustenreiz lässt nach.

Anwendungs-gebiete
▶ Reizhusten
▶ Sekretstau

Durchführung Zwiebel schälen und würfeln, mit Wasser und Kandis bei schwacher bis mittlerer Hitze zu einem Sirup einkochen. Dabei gut aufpassen und umrühren (brennt leicht an), eventuell noch etwas Wasser zufügen. Durchsieben, im verschlossenen Marmeladenglas aufbewahren.

Mehrmals täglich 1 TL Saft geben.

Achtung
Bei hartnäckigem Husten oder zusätzlichem Fieber Arzt hinzuziehen.

Achtung
Sollte nicht in die Augen gelangen!

Zwiebelsaft mit Salz

Zutaten
▶ 1 große oder 2 kleine Zwiebeln
▶ 2 EL Salz
▶ 1 leeres, sauberes Marmeladenglas

Wirkung
▶ abschwellend
▶ durchblutungsfördernd

Anwendungs-gebiete
Frostbeulen

Durchführung Die Zwiebel(n) schälen und klein schneiden, mit dem Salz in das Glas füllen, das Glas verschließen und gut schütteln. Einige Stunden stehen lassen. Die Frostbeulen mit der entstandenen Flüssigkeit mehrmals täglich einreiben.

Achtung
Nicht in die Augen reiben!

Zwiebelsirup

Zutaten
- ▶ 1 große oder 2 kleine Zwiebeln
- ▶ Zucker
- ▶ 1 leeres, sauberes Marmeladenglas oder ähnliches verschließbares Gefäß

Variante: gekochter Zwiebelsaft

Wirkung schleimlösend

Dadurch, dass der zähe Schleim in Rachen, Bronchien und Nase gut gelöst wird, kann Ihr Kind leichter abhusten. Nach einer Weile beruhigt sich lästiger Hustenreiz, und auch die Nase wird freier.

Anwendungs-
gebiete
- ▶ Schnupfen
- ▶ trockener Husten

Durchführung Die Zwiebel(n) schälen und würfeln, in das (saubere) Marmeladenglas geben, ca. 2 EL Zucker dazu, das Glas fest verschließen, schütteln. Nach etwa 2 Stunden bildet sich süßer Zwiebelsirup, der Kindern erstaunlich gut schmeckt.

Davon gibt man mehrmals tgl. 1 – 2 EL.

Achtung
Nicht in die Augen reiben!

Die Autoren

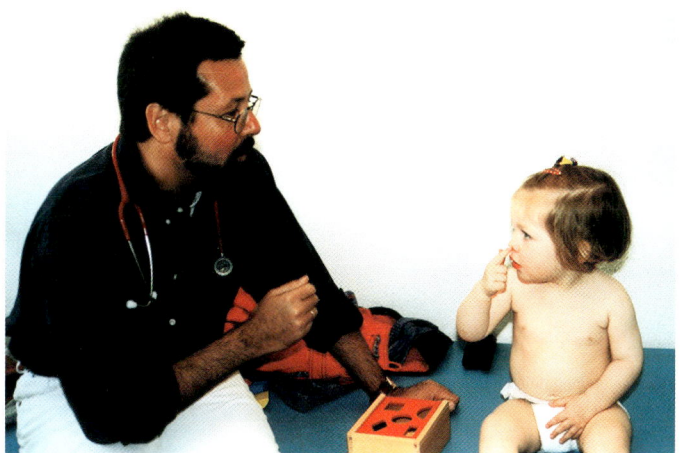

Dr. med. Thomas Hoek, geb. 1956, verheiratet, 5 Kinder.
1975 – 1983 Medizinstudium, 1983 – 1992 Tätigkeit im größten Hamburger Kinderkrankenhaus in allen Bereichen der Pädiatrie, einschließlich Kinderchirurgie, Intensivmedizin und Neonatologie. 1984 Promotion, einzelne wissenschaftliche Vorträge und Publikationen. Seit 1992 in eigener Praxis in Hamburg niedergelassen.

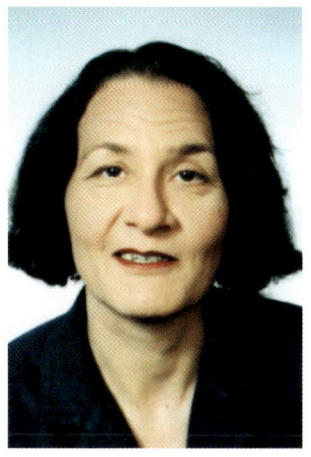

Dagmar Suda, geb. 1954, verheiratet, eine Tochter.
Studium der Japanologie, 1979 – 1993 Deutschunterricht für Japaner (auch Kinder), Anfertigung von Übersetzungen. 1993 – 1998 Tätigkeit als Arzthelferin in einer Kinderarztpraxis. Seit 1999 selbstständig als Sprachlehrerin, Dolmetscherin, Seminarleiterin. Ihr Interesse an Hausmitteln für Kinder ist durch das eigene Kind geweckt worden. Sie hat viele Hausmittel selbst erprobt, auch Kindern von Freunden, Nachbarn und Bekannten konnte durch diese Hausmittel oft geholfen werden.

Sachverzeichnis

Druck und Verarbeitung:
Mercedes-Druck GmbH, Berlin